主编

梁国辉　翟　华

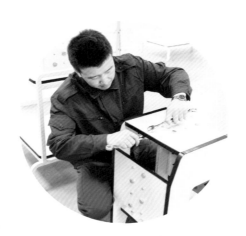

残疾人工作能力
强化训练图解

Work Hardening Atlas for the Disabled

香港职业治疗学院

上海市养志康复医院（上海市阳光康复中心）

组编

上海科学技术出版社

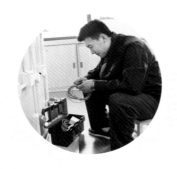

图书在版编目（CIP）数据

残疾人工作能力强化训练图解 / 梁国辉，翟华主编 .
—上海：上海科学技术出版社，2017.2
ISBN 978−7−5478−3368−1

Ⅰ. ①残… Ⅱ. ①梁… ②翟… Ⅲ. ①残疾人－社区卫
生服务－康复医学 Ⅳ. ① R492

中国版本图书馆 CIP 数据核字（2016）第 281567 号

残疾人工作能力强化训练图解

梁国辉 翟 华 主编

上海世纪出版股份有限公司
上 海 科 学 技 术 出 版 社 出版
（上海钦州南路 71 号 邮政编码 200235）
上海世纪出版股份有限公司发行中心发行
200001 上海福建中路 193 号 www.ewen.co
浙江新华印刷技术有限公司印刷
开本 787×1092 1/16 印张 12.5 字数 180 千
2017 年 2 月第 1 版 2017 年 2 月第 1 次印刷
ISBN 978−7−5478−3368−1/R · 1280
定价：80.00 元

本书如有缺页、错装或坏损等严重质量问题，
请向承印厂联系调换

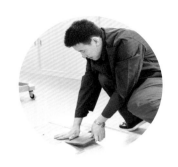

主　编
梁国辉　翟　华

副主编
陆佳妮　白钟飞

主　审
王　燕

顾　问
虞慧炯　刘　骏

编　委
李嘉茹　香港职业治疗学院　　　许感恩　香港职业治疗学院
林志锋　香港职业治疗学院　　　林志颖　香港职业治疗学院
梁国辉　香港职业治疗学院
王　燕　上海市养志康复医院（上海市阳光康复中心）
白钟飞　上海市养志康复医院（上海市阳光康复中心）
史晓宇　上海市养志康复医院（上海市阳光康复中心）
冯　烨　上海市养志康复医院（上海市阳光康复中心）
陆佳妮　上海市养志康复医院（上海市阳光康复中心）
章　莹　上海市养志康复医院（上海市阳光康复中心）
翟　华　上海市养志康复医院（上海市阳光康复中心）

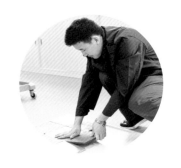

序言

众所周知，工作是生活的基本部分。近年大量的研究证实，不论年龄或体能，每个人都需要工作，只是形式或程度有所不同而已。康复科学的发展让我们了解工作的特性，掌握对工作能力多方面的认识，例如，评估方法、能力的恢复与提升或转换等，对康复工作者而言，不论病者是由于疾病还是创伤而丧失工作能力，都让我们可以更具体、更有效地协助病者走上康复之路。这对于因工受伤者尤其重要。这本《残疾人工作能力强化训练图解》为我们研究体能和工作能力康复方法提供了科学而实用的参考。

主编之一的梁国辉先生是一位专业的职业（作业）治疗师和高级康复管理人员，有多年的临床及教学经验，创立了香港职业治疗学院。近年于内地推动及参与了开展作业治疗的康复科室建设和培训，包括天津（骨科）医院、东莞虎门医院及上海市养志康复医院（上海市阳光康复中心）。本书便是与上海市养志康复医院（上海市阳光康复中心）的团队在积累了丰富的临床职业康复经验之后，加以科学整理的成果。更重要的是，本书的部分内容展示了编者们针对国内实际情况，修正或改良了一些国际常用的做法，如器械设置和操作流程的改良、创新且有中国特色的仿照中式厨房操作的训练工作站等，具有很高的实用价值。

本书采用系统的撰写方法。第一部分首先扼要地对职业康复概念作出定

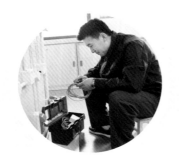

义，展示了运作的流程，清楚地比较了工作能力调适、工作能力强化和工作模拟这三个阶段的内容及配合，而且以表格形式详细地列出不同体力劳动者工作康复训练工作站的要求与目的。篇幅虽然有限，但资料准确、实用。第二部分采用了大量清晰的照片，逐一介绍不同体力劳动训练工作站的具体设置与操作，包括基本的工具配件以及操作的步骤、规范与要求等，可以用于指导或评估病者。

本书主要介绍体力劳动者工作能力的康复，没有涵盖认知、感官、神经或心理社会等能力范畴，这些自然是编委们将来的任务了。本书虽然实用且数据齐备，但康复者仍要通过合适的职业康复训练指导才可以用得称心，保障康复者的安全，从而达到应有的效果。谨此祝贺梁先生及编委们努力的成果为职业康复提供了一本有分量且实用的书。

熊良俭

香港中文大学矫形外科及创伤学系（骨科）教授，前任主任

香港骨科医学院前任院长

威尔斯医院骨科顾问医生（名誉）

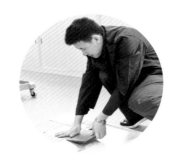

前言

　　上海市养志医院（上海市阳光康复中心）于 2011 年 9 月邀请香港职业治疗学院协助发展工伤职业社会康复及作业治疗专业，目的是要建立与国际接轨、符合上海实情的工伤康复运作模式，通过多年的合作确实已达到目的。上海市养志医院（上海市阳光康复中心）利用上海市残疾人联合会下属事业单位的优势，结合并拓展当地政策，成功建设了一系列服务完备、颇具规模的工伤康复服务架构及运作模式，培养出一支各具专长的工伤康复服务队伍。

　　工作能力强化（work hardening）是职业康复的重要组成部分。工作能力强化一词有两重含义：一是工作能力强化计划（work hardening program），二是工作能力强化训练（work hardening training）。

　　美国康复机构认证委员会（Commission on Accreditation of Rehabilitation Facilities，CARF）把工作能力强化计划定义为一种个性化、目标为本及高度组织性的训练方式，目的是最大限度地提升受训者的复工能力。工作能力强化不单针对体能，更涉及心理及其他复工障碍，是医疗干预及复工之间的过渡。权威职业康复专家 Leonard N. Matheson 列举了七类需要参加工作能力强化的伤员情况，包括：① 体能退化；② 失去再就业信心；③ 需要重建工作习惯；④ 依赖舒缓性治疗；⑤ 有社交心理障碍；⑥ 持续存在病人角色及行为；⑦ 工作能力不能满足工作要求。工作能力强化计划包含多项内容，有工伤法

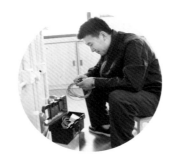

规和康复程序宣教、工作能力强化训练、症状或疾病自我管理课程、复工协调，部分计划也包含认知行为或其他心理社交的介入。

工作能力强化训练是工作能力强化计划中的一种主要介入手段，利用多种工作站，模拟某工作岗位的工序进行训练，主要针对与工作相关的体能提升，着重信心的重建和角色的转换。工作能力强化训练的具体目标包括：① 提升工作相关体能；② 促进患侧与健侧肢体的协调应用；③ 提升适应痛楚能力；④ 训练正确安全工作姿势；⑤ 帮助了解自身能力与局限；⑥ 促进病人至工人的角色转换。

在职业康复服务内容中，工作能力强化训练是其中的一个核心部分，本编委会着重将这方面的心得积淀成书，与读者分享，希望能为之后开展相关工作的同道提供参考。

上海市养志医院（上海市阳光康复中心）开展的职业社会康复服务项目中有一项主要的工作是按照当地工伤职工的行业特性，有针对性地建设工作能力强化训练工作站。经过上海及香港团队的反复研究，共建立了 15 个室内强化训练工作站及几个室外工作站，并为每一个工作站设计了多种标准化的工作任务和训练步骤。经两年多的实践与改良，最终确定将 54 项训练任务编撰成书。为方便读者，本书把每一项工作任务的训练步骤以图谱形式展示，使其更容易被理解，更具可推广性和可复制性。

本书共分三部分。第一部分介绍了上海市养志医院（上海市阳光康复中

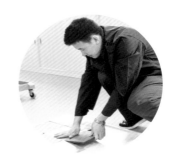

心）的职业康复基本理念及流程；还介绍了一整套复工能力评估方法，以指导制订全面的职业康复训练计划；再就每一项强化训练任务做了体能要求分析，以方便治疗师选择合适的训练任务。第二部分介绍了 15 个工作站的配置，分别对适用人群、工作站主体、工具配件及消耗品、注意事项、训练原则和强度调整进行了详细的描述；并以图谱形式介绍了每一项工作任务的执行步骤，列出了工作准备、任务流程和训练要领，读者可按照图谱要求建立符合本地区和本院实情的训练工作站。第三部分收录了与训练相关的记录表格，供读者参考使用。

工作能力强化训练工作站及训练工序没有特定的形式及方法，更没有通用的标准。应根据当地工伤职工从事的工种和训练机构的条件配置合适的工作站，制订相应的训练步骤，遵循训练的原理和原则，以达到工作能力强化的目的。对刚开展工作能力强化训练的机构，本书可提供切实可行的方法与步骤，以作启蒙或引导之用。

本书得以出版，有赖于多方面的协作及支持。首先要感谢上海市养志医院（上海市阳光康复中心）刘骏院长和翟华副院长，没有他们的支持与推动，本书不可能在短时间内完成。还要感谢编委会港方成员，他们把香港工作能力强化训练的经验，成功融入此书中，大大提高了训练任务的针对性、多样性、可调性及安全性；具体分析了每项任务的体能要求，提升了本书的专业性和科学性。更要感谢编委会沪方成员，他们反复实践训练任务，逐一优化

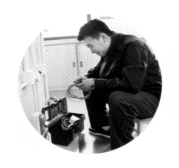

训练步骤，设计了不少新的、有实用价值的训练项目，对工作站的主体、工具及相关配置作了详尽的介绍。特别要感谢本书的摄影师林志锋先生及林志颖小姐，他们精湛的摄影技巧及后期的相片编辑是本书成功的关键。最后感谢上海市养志康复医院（上海市阳光康复中心）作业治疗师王啸吟、沈浩峰、李传平、谢长龙（实习生），以及工伤职工殷小庆、夏学文、张志林、沈珠勇，为本书训练任务进行示范。

中国内地工伤康复事业正处于不断发展的阶段，市场非常庞大且具有潜力，职业康复需求亦同步增加。我们希望各界同道能分享相关经验及心得，共同推动职业康复发展，为广大工伤职工提供最好的服务，谋求最大福祉，让他们顺利回归工作、社会和家庭。

本书编写过程比较仓促，内容比较粗浅，相信仍有不少错漏，希望读者包涵及批评指正。

梁国辉

香港职业治疗学院副会长

王 燕

上海市养志康复医院工伤康复管理办公室主任

（上海市阳光康复中心）

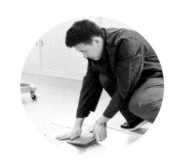

目录

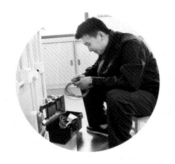

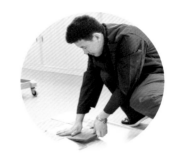

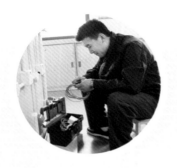

附　录　工作能力强化训练表格

参考文献

第 1 章

工伤职业康复概论

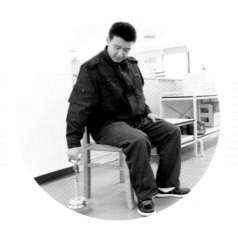

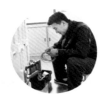

第1节 工伤康复

工伤康复是在工伤保险制度框架下，利用现代康复的理论和技术，为工伤职工提供康复服务，最大限度地改善和提高其生理功能和职业劳动能力，促进其回归家庭、社会和重返工作岗位。

工伤康复的主要目标是协助有剩余工作能力的工伤职工重返工作，协助没有工作能力的职工回归家庭和社区生活，利用剩余的生活能力，最大限度地重新过上愉快而有意义的生活。工伤康复的内容包括医疗康复、职业康复及社会康复。

工伤职工根据受伤严重程度归纳为以下8条康复及重返工作路径（图1-1）。

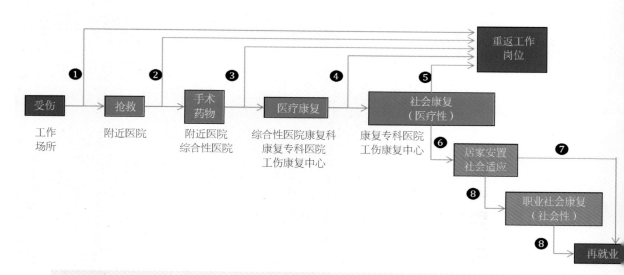

图 1-1 工伤职工康复及重返工作路径图

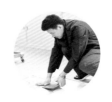

（1）职工受轻伤后，经过短暂休养，重返工作岗位。

（2）职工伤势较重，经附近医院抢救治疗后，经过短暂休养，重返工作岗位。

（3）职工伤势较重，经附近医院或综合性医院手术、药物治疗，经过短暂休养，重返工作岗位。

（4）职工伤势较重，术后需要接受医疗康复以促进受伤部位及相关功能恢复，恢复后重返工作岗位。

（5）职工伤势严重，经过医疗康复后到达平台期，但受伤及相关部位遗留疼痛或功能障碍，不能胜任原工作，或继发社交—心理—职业障碍，需要接受医疗性职业社会康复，康复后重返工作岗位。

（6）职工经过医疗性职业社会康复后，仍不能消除身体—社交—心理—职业障碍，且重返工作的机会很低，此时的康复重点应放在协助职工面对及接受暂时不能重返工作的现实上，做好居家安置、社会适应，为回归家庭及适应社区生活做准备，并进一步为再就业做长远打算。

（7）经过一段时间居家安置、社会适应的调整，实现再就业。

（8）部分仍有再就业潜力及意愿的职工，在适应家庭和社区生活后，可参加社会性职业社会康复训练，学习新的谋生技能，接受职业技能再培训，实现再就业。

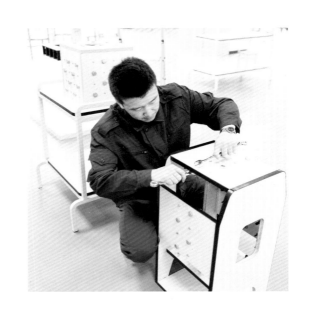

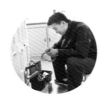

第2节　职业社会康复

职业康复一词是两个英文词语的中文翻译，一个是 occupational rehabilitation，另一个是 vocational rehabilitation。两者都泛指帮助工伤职工提高工作和生活能力，促进重返工作和重新回归家庭、社区生活的一种系统性康复服务。职业康复的服务宗旨是提升职工的体能、自信心和人际沟通技巧，改善心态，正视伤残，协调工作单位与受伤职工的关系，帮助职工重返工作岗位，促进再就业。

Occupational rehabilitation 可理解为医疗性的职业康复，由综合医院康复科、康复专科医院或工伤康复中心提供，服务人员多为具备医疗及康复专业背景的医生和治疗师。服务对象主要是完成医疗康复后，具备了一定工作能力，但仍存在部分心理问题或肢体障碍不能返岗的职工。服务内容包括：工作能力评估（含能力评估、工作需求分析以及两者的比较）、工作能力强化训练、残疾适应训练（残疾自我管理）、复工准备及计划、工作安置协调及复工后跟进等。

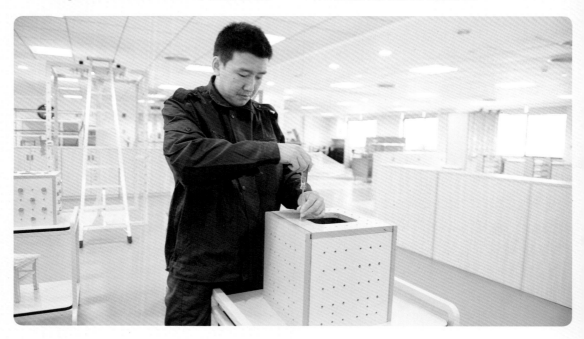

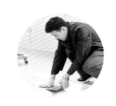

Vocational rehabilitation 可理解为社会性的职业康复，多由劳动就业和社会保障服务机构（残联、民政、街道等）提供，服务人员多以职业技能培训专业人员和社会工作者为主，医疗专业人员较少。服务对象主要是社会残疾人士（包括工伤导致的残疾），在他们适应居家及社区生活后，又有就业意愿时。服务内容包括：就业辅导（分析学员能力、学历、兴趣、工作经验及就业市场情况）、简单工作能力评估（含体能、工作行为及基本职业技能评估）、职业技能再培训、求职面试和沟通技巧训练、工作安置协调及跟进服务等。

在职业康复过程中，往往需要用到一部分社会康复的手段，所以时常会用职业社会康复来形容工伤职工的康复服务。

职业社会康复服务可分三部分同步进行：第一，工作能力训练；第二，残疾适应训练；第三，工作安置协调。工作能力训练包含：工作能力调适训练、工作能力强化训练及工作模拟训练。残疾适应训练包含：社会生活技巧训练、残疾心理社会适应训练（残疾自我管理训练）、生活内容重整及复工计划和准备。工作安置协调包含：协调患者与工作单位良性沟通、工作安置或工作职务重整协调及出院后跟进工作和生活状况（图1-2）。

初评	中评	末评	出院后跟进
复工能力评估	复工能力评估	复工能力评估	1、3、6、12个月
			工作及生活状况调查

医疗康复 ▶ 职业社会康复 出院 ▶

工作能力调适训练	工作能力强化训练	工作模拟训练

工作能力训练

社会生活技巧训练	残疾心理社会适应训练	生活内容重整	复工计划和准备

残疾适应训练

协调患者与工作单位良性沟通	工作安置或工作职务重整协调	出院后跟进

工作安置协调

图 1-2 职业社会康复流程图

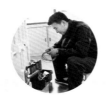

职业社会康复采用生物—心理—社交—职业模型，要求结合伤者相关的躯体残疾程度、社交心理反应、工作需求和雇主态度四个方面，准确进行评估，找出个人和工作因素所产生的复工障碍原因，设计个性化的康复治疗方案，实施克服障碍的相关介入方法及程度，从而实现返岗再就业（表1-1）。

表1-1 相关介入方法对返岗再就业的临床实证表

个人因素	相关介入方法及程度	
躯体残疾程度	0	控制症状的药物
	#	功能/工作能力评估
	**	工作能力调适
	**	工作能力强化
	#	居家及社区生活能力训练和社区融合
社交心理反应	***	消除疑虑
	#	康复及工伤程序宣教
	***	指导尽早恢复原来生活
	***	自我管理课程
	***	社交心理及认知行为介入
	*	模拟工作

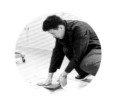

(续表)

工作因素	相关介入方法及程度
工作需求	*** 渐进式复工（复步增加工时） *** 短期职务调整（工序/重量/责任） # 通道/工具改装（工作环境） ** 安排新岗位（工作能力对应）
雇主态度	*** 雇主参与 ** 小心与伤员保持沟通 ** 个案管理/残疾管理

注：#：专家意见；0：无；*：低；**：中；***：高。

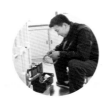

第3节 复工能力评估

复工能力评估是香港职业治疗学院与上海市养志康复医院（上海市阳光康复中心）共同研发的一套二级评估方法。复工能力评估是模拟有丰富经验治疗师的临床思维及逻辑，分析多方面的因素，找出影响复工的障碍，对工伤职工重返工作的潜力或机会做综合判断，把零散的数据汇集成有用的结论，协助工伤康复服务团队决策是否介入职业康复，并制订个性化的职业康复训练目标和计划。

复工能力评估方法

复工能力评估是阶段性的康复评估手段，可在医疗康复后期，职业康复初、中、末期进行，是职业康复评估的重要组成部分。复工能力评估的初评主要为工伤职工是否介入职业康复做参考；中评主要评估阶段性康复训练效果，及时调整训练计划；末评主要为职业康复治疗效果提供重要参考。

诸多因素都会关系到工伤职工能否重返工作，复工能力评估把多种因素归纳为两大方面，即个人因素和工作因素。个人因素包括伤残程度和因伤残引起的心理社交问题；工作因素归纳为原工作强度或复杂程度和雇主／主管对复工的支持态度。治疗师不仅要做好个人因素和工作因素的客观评估，还应结合临床其他标准评估手段，分析判断得出复工能力评估结果，以指导职业康复训练计划的实施。

评估方法分两个步骤（表1-2）：第一步，评估个人因素和工作因素，分别得出相应的复工能力等级，分为高、中、低、极低四个等级；第二步，合并个人因素和工作因素的复工能力等级，得出综合复工能力评估结果，也分为四级：高、中、低、极低。

表1-2 复工能力评估示意表

第1A步：评估个人因素及相应复工能力等级

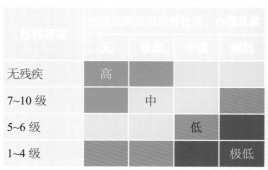

伤残程度	刺激或病症引起的社交、心理反应			
	无	轻度	中度	剧烈
无残疾	高			
7~10级		中		
5~6级			低	
1~4级				极低

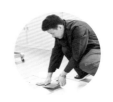

第1B步：评估工作因素及相应复工能力等级　　　**第2步：合并个人及工作因素，得出综合复工能力等级**

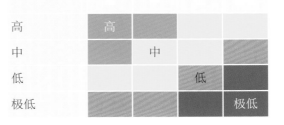

评估结果的应用

治疗师可根据复工能力评估综合结果，进行相应的康复治疗（表1-3）。

表1-3　复工能力评估应用表

等级	康复治疗计划
高	集中工作能力训练，预防因心理社交障碍而与单位产生矛盾，短期强化训练后尽快复工
中	安排全面职业康复，包括工作能力训练、残疾适应训练、工作安置协调，实现重返原工作岗位的目标
低	安排全面职业康复，包括工作能力训练、残疾适应训练、工作安置协调，探讨转岗事宜，根据新岗位工作要求重点加强工作能力强化训练，亦可考虑工作模拟训练
极低	协助患者正确面对及接受不能马上复工的现实，首先考虑回归家庭，加强生活内容重整方面的残疾适应训练。经一段时间后再评估重返社会工作的可行性，逐步增加工作能力训练内容，以加强体能，经过一段时间居家安置、社会适应的调整，实现再就业

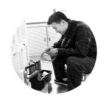

第4节　工作能力训练

工作能力训练（work capacity training）可分成三个层次：工作能力调适训练（work conditioning）、工作能力强化训练（work hardening training）、工作模拟训练（work simulation）。三个层次的训练时机、对象、方法、目标、设备和场所都有所差异，但有时亦会综合交叉应用（表1-4）。

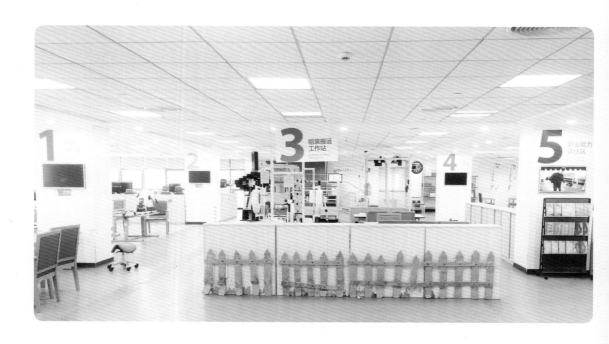

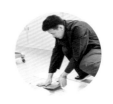

表 1-4 工作能力训练应用表

项目	工作能力调适训练	工作能力强化训练	工作模拟训练
时机	• 医疗康复后期及职业康复前期	• 职业康复前期、中期及后期	• 职业康复后期
对象	• 体能退化者	• 体能退化、失去再就业信心者 • 有社交心理障碍，依赖舒缓性治疗者 • 持续存在病人角色及行为，需要重建工作习惯者 • 工作能力不能满足工作要求者	• 失去再就业信心者 • 需要重建工作习惯及改善工作行为者 • 需要利用剩余能力转行而换岗位者 • 学习新的职业技能者
方法	• 针对体能及基本功能、按照工作相关体位及力度做渐进式训练	• 针对体能、基本功能、工作行为及就业安排，按照工作过程中较重及较难部分，做渐进式训练	• 针对工作行为、习惯、职业技能及就业安排，按照工作岗位、任务与工序、人际关系及行为要求做训练
目标	• 提升工作相关体能，包括肌力、耐力及心肺功能 • 训练正确安全发力姿势	• 提升工作相关体能 • 促进受伤部分与健全部分综合应用 • 提升适应痛楚能力 • 训练正确、安全的工作姿势 • 帮助了解自己的能力与局限 • 促进病人至工人的角色转换	• 培养良好的工作行为习惯 • 提升工作耐力 • 促进病人至工人的角色转换
设备	• 体能训练器材 • 模拟工作站	• 模拟工作站	• 模拟工作站 • 实际工作设备／场所
场所	• 康复专科医院 • 工伤康复中心	• 康复专科医院 • 工伤康复中心	• 康复专科医院 • 工伤康复中心 • 实际工作场所

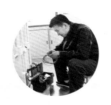

第5节 工作能力强化训练

工作能力强化训练是职业康复训练项目之一，适用于上下肢创伤或骨折、腰背或脊柱损伤引起的功能障碍及后遗痛症，亦可应用于解决因长期失用性或各种内科疾病引起的工作能力及耐力问题。

工作能力强化训练是一种个性化及就业导向的训练程序，模拟真实的工作任务进行训练，目标是最大限度地强化受训者重返工作的能力。具体目标包括：促进患肢与健肢协调运用，提升全身肌力与耐力，增加痛楚承受能力，培养正确良好的工作体位及习惯，帮助患者了解自己的能力与局限，从而促进病人至工人的角色转换。

工作能力强化训练是工作能力强化计划中的一种主要介入手段，利用多种工作站，模拟某工作岗位的工序进行训练，主要是增强工作相关体能，着重信心的重建和角色的转换。

模拟工作站

工作能力强化训练区域由多个室内或室外模拟工作站组成，每一个工作站设多个训练项目，模拟各种常见工作任务。工作站尽可能模拟实际工序、设备、工具、物料及工作环境，可分为普适工作站及行业工作站两种。前者模拟一些跨行业适用的工作任务，同时可用作工作调适训练及强化训练；后者针对特定行业或工序实施工作能力强化训练。本书介绍了7个普适工作站及8个行业工作站（表1-5）。

表1-5 模拟工作站列表

序号	普适工作站（7个）	行业工作站（8个）
1	提举搬移工作站	铲沙工作站
2	携带行走工作站	叠砖工作站
3	推车工作站	铺地板工作站
4	台式组装工作站	厨房工作站
5	立式组装工作站	木工工作站
6	动态组装工作站	水管工工作站
7	工作训练方	电工工作站
8		清洁工工作站

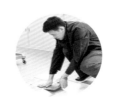

训练计划

工作能力强化训练由作业治疗师完成。在开展系统的工作能力强化训练前，首先应深入了解工伤职工的岗位要求，分析并找出可能受伤势影响的工序，然后根据其功能情况，选择合适的工作站及工作任务进行训练。职业康复前期，在工伤职工未确定重返工作岗位时，可参考其受伤前的岗位要求，以工作能力调适训练为重点，设计训练计划。职业康复中、后期，结合工伤职工前期训练的工作能力情况，以工作能力强化训练和模拟训练为重点，设计训练计划；对明确转行业换岗位者，应该对其新岗位的工作要求进行评估，重新设计针对新岗位的训练计划。

工作能力强化训练每周进行 5~6 次，每天 1 次，每次 6~10 项，每项训练 15 分钟（15 分钟为一个训练单元），如针对耐力训练的项目，可做 30 分钟（两个训练单元），项目之间可按需要稍作休息，以每天训练 2~3 小时为宜。部分涉及推、拉、提、举等发力动作的训练任务，应从最大力量的 50% 开始，逐步增加训练强度及难度。工伤职工在每天受训完毕后会有不同程度的疲劳感觉，甚至会引起肌肉痛楚，这是正常的预期反应。训练强度的极限是经一晚休息后以上症状和体征完全恢复。若疲劳或痛楚持续超过一晚，表示前一天的训练强度太高，第二天应适当调整，以免过度训练、造成损伤。

工作能力强化训练计划要平衡训练强度和训练受伤风险。若训练强度太低，则无法达到训练目的；训练强度太高，则会导致损伤。治疗师应根据训练时的最大力量、最快心率及最高血压等临床观察指标，结合受训者反馈的感受，如主观困难度、主观辛苦度及是否愿意加快训练步伐等，随时调整训练强度。训练项目的强度和难度要循序渐进，经常调整，以确保达到最佳训练效果。

工作能力强化训练比一般的医疗康复训练强度高，训练时存在一定的再受伤风险，除精心制订个性化的训练计划外，还要严格执行工作能力强化训练区域安全运作的规章制度，更要有足够的治疗师现场监督、指导训练。

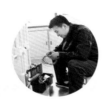

第6节 工作任务体能与力量要求分析

本书介绍的 15 个工作站及 54 项模拟工作任务，可用于工作能力调适训练、工作能力强化训练和模拟工作训练。训练时对每项任务的体能要求及力量要求做详细分析。

工作任务的体能要求分以下四类共 17 项。

（1）**体位功能**：坐、站、卧、平衡、跪、蹲、弯腰。

（2）**行动功能**：行、爬、攀。

（3）**发力功能**：提、携、推、拉。

（4）**上肢功能**：伸臂、弄（手部操作）、指（手指操作）。

每项任务的主要及次要体能要求详见表 1-6。

工作任务的力量要求分为五级：极轻、轻、中、重、极重，详见表 1-6。

本书详细介绍了每一项任务的主要体能要求及最低、最高力量要求，并将其标注于第二章相关工作站操作页面的右上角，治疗师可按照工伤职工原岗位的工作任务，或按照肢体伤残和功能障碍程度选择合适的训练项目。

表 1-6　工作任务体能要求与力量要求分析表

工作站及任务	体能要求																	力量要求	
	坐	站	行	卧	提	携	推	拉	攀	衡	腰	跪	蹲	爬	伸	弄	指	最低	最高
一、提举搬移																			
1.由地面搬移胶盘至货架二层	■	■	■		■	■				■	■		■		■	■		■	■
2.由地面搬移胶盘至货架三层	■	■	■		■	■				■	■		■		■	■		■	■
3.由矮方桌搬移小木箱至货架三层	■	■	■		■	■				■	■		■		■	■		■	■
4.由地面搬移小木箱攀梯放至货架三层	■	■	■		■	■				■	■		■		■	■		■	■
5.双人由地面搬移大木箱至货架二层	■	■	■		■	■				■	■		■		■	■		■	■
6.提举搬移热身运动		■	■		■						■					■		■	■

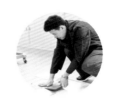

(续表)

工作站及任务	坐	站	行	卧	提	携	推	拉	擎	衡	腰	脘	蹲	爬	伸	弄	指	最低	最高
二、携带行走																			
1. 携带水桶平地行走	■	■			■	■					■	■						▨	■
2. 双手提中木箱平地行走	■	■			■	■					■	■						▨	■
3. 双手抱沙袋平地行走	■	■			■	■					■	■						▨	■
4. 携带水桶行走楼梯及斜坡	■	■			■	■					■	■						▨	■
5. 双手提中木箱走楼梯及斜坡	■	■			■	■					■	■						▨	■
6. 双手抱沙袋走楼梯及斜坡	■	■			■	■					■	■						▨	■
7. 双手携带木板平地行走	■	■			■	■					■	■						▨	▨
8. 肩扛大沙包平地行走	■	■			■	■					■	■						▨	■
9. 负重平地行走	■	■			■	■					■	■						▨	■
三、推车																			
1. 推模拟木车	■	■					■	■			■	■						▨	■
2. 推平板车	■	■					■	■			■	■						■	■
3. 推拉液压车	■	■					■	■			■	■						■	■
4. 推两轮手推货车	■	■					■	■			■	■						■	■
5. 推六轮手推货车上下楼梯	■	■					■	■			■	■						■	■
6. 推车热身运动	■						■	■			■	■						▨	■
四、台式组装																			
1. 徒手组装大螺丝	■									■	■				■	■	■	▨	▨
2. 徒手组装小螺丝	■									■	■				■	■	■	▨	▨
3. 平面工具组装	■									■	■				■	■	■	▨	▨
4. 立体工具组装	■									■	■				■	■	■	▨	▨

15

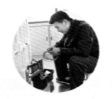

(续表)

工作站及任务	体能要求																	力量要求	
	坐	站	行	卧	提	携	推	拉	攀	衡	腰	跪	蹲	爬	伸	弄	指	最低	最高
五、立式组装																			
1.坐位扳手组装	■										■		■		■	■	■		
2.蹲或跪位扳手组装											■	■	■		■	■	■		
六、动态组装																			
1.组装三层方盒		■									■		■		■	■			
2.组装一二层方盒		■									■				■	■			
3.组装四层方盒		■						■	■						■	■			
七、训练方工作																			
1.高位螺丝组装		■													■	■			
2.双手提挂重物						■									■	■	■	■	■
3.板后组装		■													■	■			
4.站立螺丝组装		■									■				■	■			
5.蹲或跪位螺丝组装												■	■		■	■			
6.仰卧位螺丝组装						■									■	■			
7.爬高梯运送小沙包至顶部平台					■	■					■	■		■	■				■
8.站立大梯组装顶部方盒		■							■	■	■				■	■			
9.折叠梯上工具组装高位方盒		■							■	■	■	■	■		■	■			
八、铲沙工作																			
铲沙		■			■						■	■	■			■		■	
九、叠砖工作																			
1.蹲位叠砖											■		■		■			■	■
2.双人抛砖		■			■										■			■	■
十、铺地板工作																			
铺地板											■	■	■		■			■	■

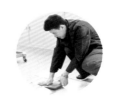

(续表)

工作站及任务	体能要求																	力量要求	
	坐	站	行	卧	提	携	推	拉	攀	衡	腰	跪	蹲	爬	伸	弄	指	最低	最高
十一、厨房工作																			
1.炒锅中翻沙		■			■						■				■	■	■	□	■
2.单手炒锅掂小沙包		■			■						■				■	■	■	□	■
十二、木工工作																			
1.敲打		■									■				■	■	■	■	■
2.锯木		■									■				■	■	■	■	■
3.凿木		■									■				■	■	■	■	■
4.刨木		■									■				■	■	■	■	■
十三、水管工工作																			
1.按图组装水管		■					■	■							■	■	■	□	■
2.更换水盆							■	■							■	■	■	□	■
十四、电工工作																			
按图组装电路		■													■	■	■	□	■
十五、清洁工作																			
1.地面清洁	■	■									■				■	■	■	□	■
2.玻璃清洁	■	■									■				■	■	■	□	■

力量要求		
	分级	最重
	超轻	2.5 kg
	轻	5 kg
	中	10 kg
	重	25 kg
	极重	＞25 kg

体能要求	
	主要要求
	次要要求

注：腰：指腰部用力的体能；指：指手指的抓捏体能。

第 2 章

工作站建设及训练任务

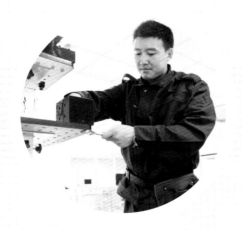

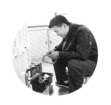

第1节　提举搬移

模拟工人在不同环境中搬移重物到不同高度的工序，进行仓库管理员或超市理货员等岗位搬移任务的训练，涉及蹲、站、行、重心转移、提、举、携、攀等工作相关体能。

适用人群

（1）上肢骨折、肌肉损伤，神经损伤，手外伤所致上肢提举体能不足的患者。

（2）下肢骨折、肌肉损伤及跟腱损伤所致下肢负重不足、疼痛耐受不足和下蹲起立困难的患者。

（3）脊柱损伤所致下蹲困难的患者。

（4）其他疾病所致上肢、下肢体能不足的患者。

（5）工作中需提举搬移工序的患者。

工作站主体

（1）四层货架2个，分别为A、B（长130 cm、宽50 cm、高170 cm，一至四层分别离地20 cm、70 cm、120 cm、170 cm）。

（2）高方桌1张（长60 cm、宽50 cm、高70 cm）。

（3）矮方桌1张（长50 cm、宽50 cm、高43 cm）。

（4）折叠梯1把。

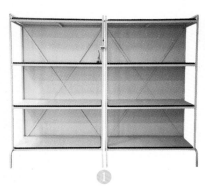

❶

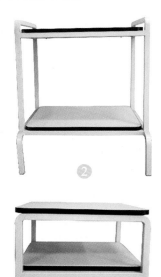

❷

❸

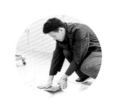

（5）椅子 1 把。

（6）大木墩 2 个（长 70 cm、宽 45 cm、高 26 cm）。

（7）胶盘 3 套（长 40 cm、宽 30 cm、高 15 cm），每套含轻 3 kg、中 10 kg、重 20 kg 胶盘各 1 个，共 9 个。

（8）大木箱 2 个（长 60 cm、宽 30 cm、高 46 cm），内放不同质量的铁饼。

（9）小木箱 2 个（长 30 cm、宽 30 cm、高 46 cm），内放不同质量的铁饼。

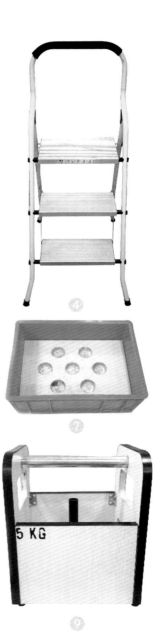

④

⑦

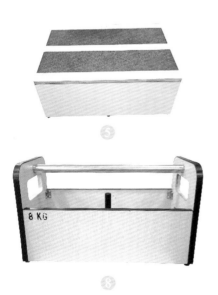

⑤

⑧

⑨

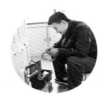

工具配件及消耗品 ——————

（1）圆柱状金属块 30 个（直径 5 cm、高 7 cm、重 1 kg）。

（2）铁饼 15 个（1 kg 5 个、1.5 kg 5 个、2 kg 5 个）。

（3）计时器 2 个。

（4）劳动手套多副。

（5）签字笔多支。

（6）训练记录表（详见附件工作能力强化训练治疗师和患者记录表）。

（7）提铁饼挂钩 1 个。

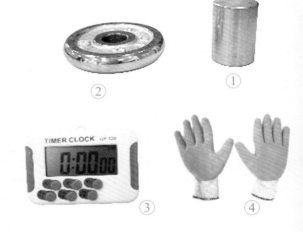

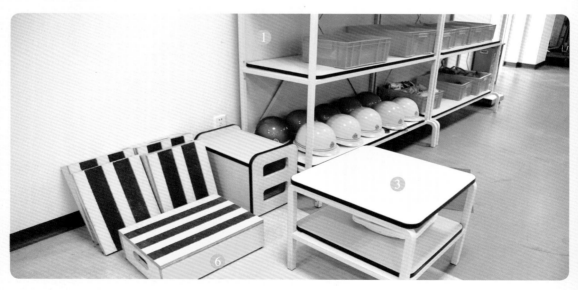

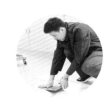

训练原则

（1）训练患者全范围下蹲、起立的能力。

（2）推荐初始训练强度为双上肢提举最大重量的50%，待患者完全适应该训练强度后根据实际情况增加重量。若患者不能承受该训练强度，则可下调重量，最低的重量为最大重量的30%。

（3）参与该项训练任务的患者均应保持正确的搬运姿势。

（4）参与该项训练任务的患者均应保持良好的工作行为。

训练强度调整

（1）按患者工作需要，使用不同形态或重量的物料。

（2）按患者工作的姿势要求或能力要求，调整训练强度，如高度、动作、次数。

注意事项

（1）上肢、手指骨折患者应待骨折愈合良好后方可参与该项训练任务。

（2）上肢肌腱、肌肉损伤修复患者至少应在手术后8周方可参与该项训练任务。伴有神经损伤的患者参与训练的时间应延后1~2周。

（3）下肢骨折患者应在完全负重后方可参与该项训练任务。

（4）腰椎骨折患者应待骨折稳定后方可参与该项训练任务。

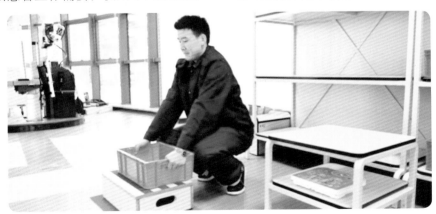

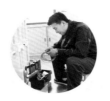

1. 由地面搬移胶盘至货架二层

训练涉及蹲、站、行、提举、手指抓握及重心转移等工作相关体能。

准备工作

（1）佩戴劳动手套。

（2）根据体能评估结果，选取合适重量的胶盘。

（3）将合适数量的圆柱金属块加入胶盘。

（4）将胶盘放在四层货架 A 左前方 2 m 处的地面上。

（5）设置计时器时间为 15 分钟。

任务流程

（1）下蹲，双手把胶盘由地面提起。

（2）站立搬移胶盘至矮方桌前，半蹲，放置在矮方桌上，再起立。

（3）半蹲，从矮方桌上用双手提起胶盘。

（4）站立，搬移胶盘至四层货架 A 的第二层。

（5）在工作能力强化训练患者记录表上记录 1 次。

（6）站立，将胶盘提起，搬移，下蹲，放回至地面。

（7）重复以上任务流程，15 分钟为 1 个工作周期。

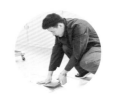

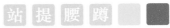

站 提 腰 蹲

训练要领

（1）如果下肢损伤的患者在下蹲时伴有疼痛或关节活动受限，可将患侧下肢放在健侧前方下蹲，以减轻患侧下肢承受的重量。

（2）前臂旋后困难、腕关节活动受限患者抓握胶盘把手较困难，可采用搬移木箱来代替胶盘（详见本节任务 3 流程）。

（3）该项训练任务中，从地面提起胶盘的过程难度较高，故需按照患者从地面提起的重量来训练。

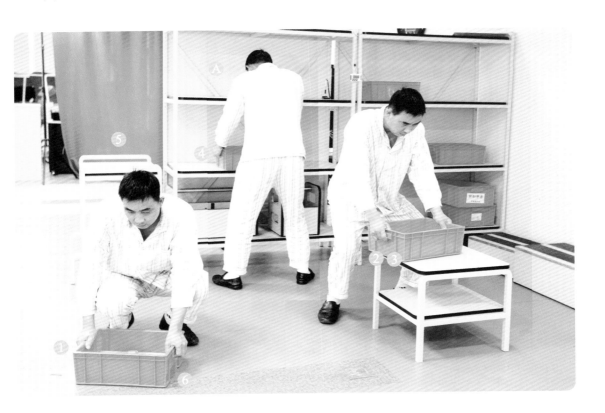

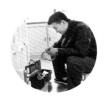

2. 由地面搬移胶盘至货架三层

训练涉及半蹲、站、行、提举、手指抓握及重心转移等工作相关体能。

准备工作

（1）佩戴劳动手套。

（2）根据体能评估结果，选取合适重量的胶盘。

（3）将合适数量的圆柱金属块加入胶盘。

（4）将胶盘放在四层货架 A 左前方 2 m 处的地面上。

（5）设置计时器时间为 15 分钟。

任务流程

（1）下蹲，双手把胶盘由地面提起。

（2）站立，搬移胶盘至矮方桌前，半蹲，放置在矮方桌上，再起立。

（3）半蹲，从矮方桌上用双手提起胶盘。

（4）站立，搬移胶盘至四层货架 A 的第二层，松手并停留数秒。

（5）用双手再次提起胶盘。

（6）提举胶盘至货架 A 三层。

（7）在工作能力强化训练患者记录表上记录 1 次。

（8）将胶盘提起，搬回到矮方桌前，半蹲，放在矮方桌上。

（9）重复以上任务流程，15 分钟为 1 个工作周期。

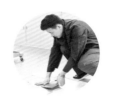

训练要领

（1）前臂旋后困难、腕关节活动受限患者抓握胶盘把手较困难，可采用搬移木箱代替胶盘（详见本节任务 3 流程）。

（2）该项训练任务中，从货架二层提举胶盘至三层的过程难度较高，故需按照患者提举至第三层的重量来训练。

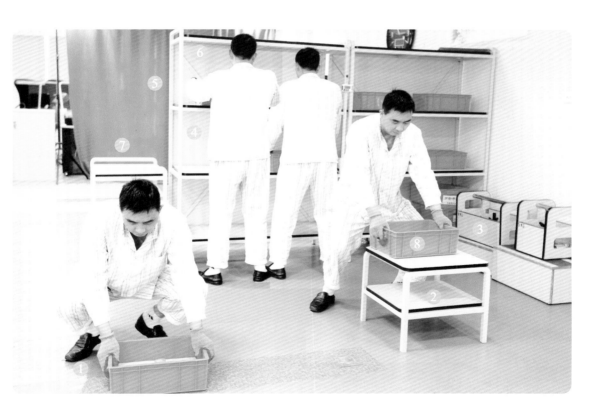

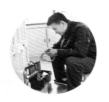

3. 由矮方桌搬移小木箱至货架三层

训练涉及半蹲、站、行、攀、提举、手指抓握及重心转移等工作相关体能。

准备工作

（1）佩戴劳动手套。

（2）准备小木箱。

（3）根据体能评估结果，将合适重量的铁饼加入小木箱。

（4）把大木墩放置在四层货架 A 前方指定地面上。

（5）把准备好的小木箱放在矮方桌上。

（6）设置计时器时间为 15 分钟。

任务流程

（1）半蹲，双手把小木箱从矮方桌上提起。

（2）站立，搬移小木箱至高方桌上，松手停留数秒。

（3）双手再次抓起小木箱。

（4）提起，搬移小木箱至四层货架 A 前。

（5）踏上大木墩。

（6）将小木箱提起，放至四层货架 A 的第三层。

（7）在工作能力强化训练患者记录表上记录 1 次。

（8）提起小木箱，走下大木墩，将小木箱搬回到矮方桌上。

（9）重复以上任务流程，15 分钟为 1 个工作周期。

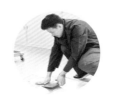

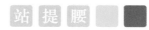

训练要领

（1）小木箱把手较高，与胶盘抓握方式不同。

（2）抓握木箱的姿势为患手旋前抓握木箱中间横柄，另一手从底部托住木箱。

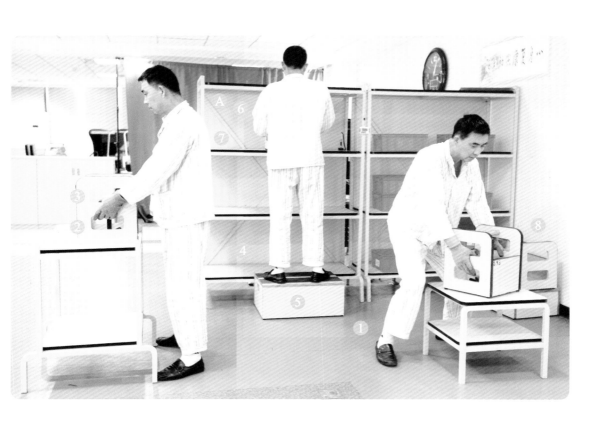

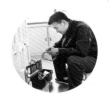

4. 由地面搬移小木箱攀梯放至货架三层

训练涉及蹲、站、行、攀、提举、手指抓握、重心转移、平衡掌控等工作相关体能。

准备工作

(1) 佩戴劳动手套。

(2) 准备小木箱。

(3) 根据体能评估结果，将合适重量的铁饼加入小木箱。

(4) 将准备好的小木箱放在四层货架 A 左前方 2 m 处的地面上。

(5) 设置计时器时间为 15 分钟。

任务流程

(1) 下蹲，双手把小木箱从地面提起。

(2) 站立，搬移小木箱至矮方桌前，半蹲，放置在矮方桌上，再起立。

(3) 下蹲，从矮方桌上用双手提起小木箱。

(4) 站立，搬移小木箱，面对折叠梯。

(5) 上折叠梯。

(6) 将小木箱提举搬移至四层货架 B 的第四层。

(7) 下折叠梯，在工作能力强化训练患者记录表上记录 1 次。

(8) 再上折叠梯，提起小木箱，下折叠梯，将小木箱搬回地面。

(9) 重复以上任务流程，15 分钟为 1 个工作周期。

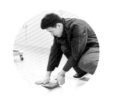

站 提 腰 蹲

训练要领

（1）适合下肢平衡能力较好的患者。

（2）该项训练任务存在一定危险性，需治疗师严格监督。

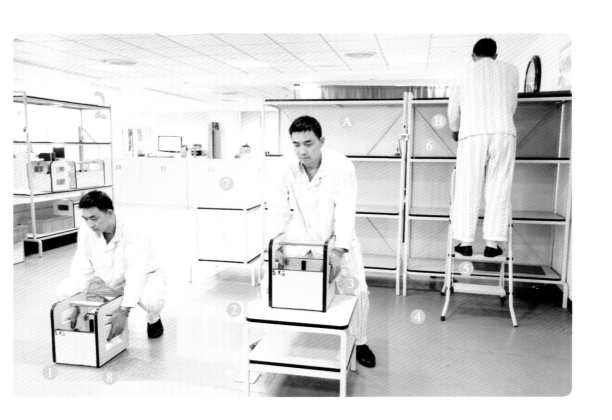

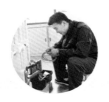

5. 双人由地面搬移大木箱至货架二层

训练涉及半蹲、站、行、攀、提举、手指抓握、重心转移、平衡掌控等工作相关体能。

准备工作

(1) 佩戴劳动手套。

(2) 准备大木箱。

(3) 根据体能评估结果，将合适重量的铁饼加入大木箱。

(4) 将准备好的大木箱放在四层货架 A 左前方 2 m 处的地面上。

(5) 设置计时器时间为 15 分钟。

任务流程

(1) 两位患者就位，分别站立于大木箱两侧。

(2) 指定一位患者发号施令，以确保两人同时发力。

(3) 半蹲，两位患者同时用单手将大木箱从地面提起。

(4) 站立，双人搬移大木箱至矮方桌前，半蹲，放置在矮方桌上，再起立。

(5) 半蹲，双人从矮方桌上提起大木箱。

(6) 双人站立搬移大木箱至四层货架 A 的第二层。

(7) 指定一人在工作能力强化训练患者记录表上记录 1 次。

(8) 双人将大木箱提起，搬回到地面，半蹲，将大木箱放下。

(9) 重复以上任务流程，15 分钟为 1 个工作周期。

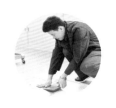

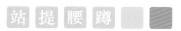

站 提 腰 蹲

训练要领

（1）在许多工作任务中，双人配合搬移较大物体是常见的。手部受伤患者可能在双人配合及提举搬移等方面存在障碍，因此通过该项任务的训练，一方面可增强患者的双人沟通配合及提举搬移的能力，另一方面可增强患者的上肢体能。

（2）治疗师应挑选体形相似、体能相当的两位患者搭档训练。

（3）训练初期，两位患者可能配合不默契，存在一定危险性，治疗师应指导并陪同两位患者训练，待配合默契后，再安排患者搭档自行训练。

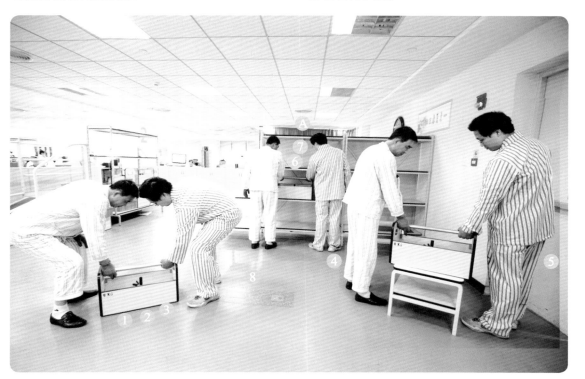

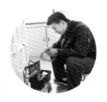

6. 提举搬移热身运动

训练涉及上肢提举等工作相关体能，适用于上肢骨折、神经损伤、受外伤后上肢体能不足的患者。

准备工作

（1）根据体能评估结果选取合适重量的铁饼。

（2）检查提铁饼的挂钩与铁饼的衔接是否牢固。

（3）大木墩摆放至座椅两侧合适的位置。

（4）设置计时器时间为 15 分钟。

任务流程

（1）两脚分开与肩同宽坐稳。

（2）单手提起铁饼，在中间、两侧木墩处摆动。

（3）左、右手应交替训练。

（4）重复以上任务流程，15 分钟为 1 个工作周期。

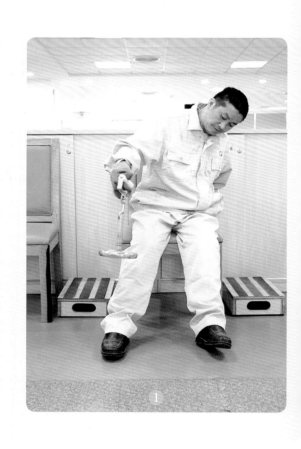

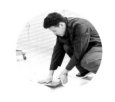

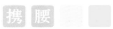

训练要领

（1）该任务可训练患者的上肢体能，也可作为提举搬移前的热身准备。

（2）训练过程中可根据患者的自身能力逐渐增加铁饼的重量。

（3）单手提铁饼左右交换时，应在两侧大木墩上进行，禁止在中间交换，以免砸伤双脚。

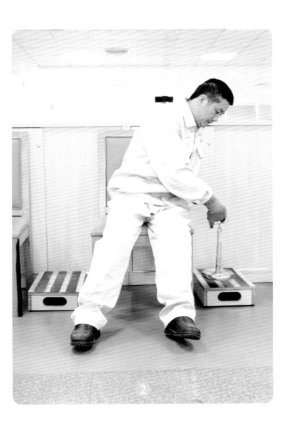

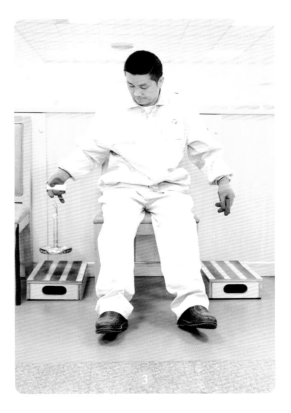

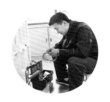

第2节 携带行走

模拟工人在工作中携带重物行走平地、楼梯及斜坡的工序。训练涉及站、行、重心转移、携、上下楼梯等工作相关体能。

适用人群

（1）上肢骨折、肌肉损伤、神经损伤、手外伤所致上肢携带能力不足的患者。

（2）下肢骨折、肌肉损伤及跟腱损伤所致下肢负重不足、疼痛耐受不足以及步行耐力不足的患者。

（3）其他疾病所致上肢、下肢体能不足的患者。

（4）工作中需携带行走工序的患者。

工作站主体

（1）楼梯三级。

（2）斜坡两条（斜度分别为 1:3.5 与 1:5）。

（3）楼梯平台（位于斜坡与楼梯之间，长 150 cm、宽 140 cm、高 40 cm）。

（4）长方桌 1 张（长 130 cm、宽 50 cm、

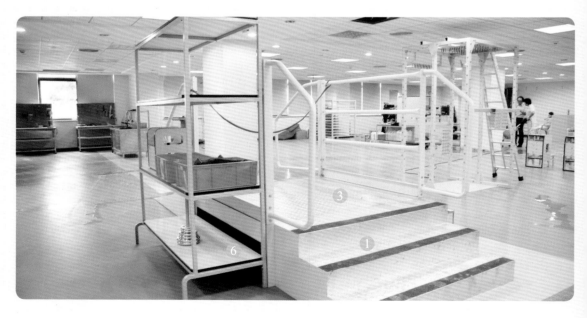

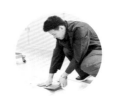

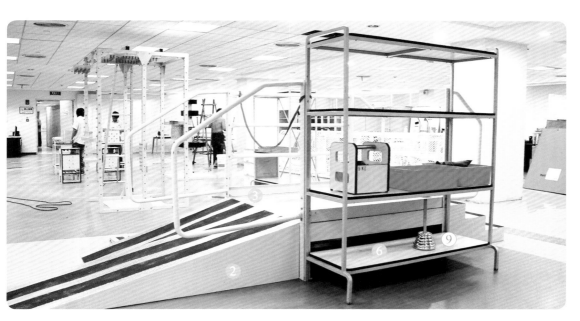

高 70 cm)。

（5）走道 1 条（长 10 m、宽 2 m，含有每米标志）。

（6）四层货架 1 个（长 130 cm、宽 50 cm、高 170 cm，第一至第四层分别离地面 20 cm、70 cm、120 cm、170 cm）。

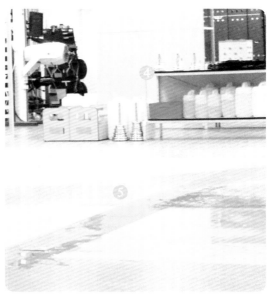

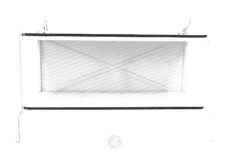

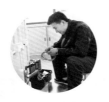

工具配件及消耗品 —————

（1）中木箱 1 个（长 45 cm、宽 30 cm、高 46 cm）。

（2）沙袋 6 个（2 kg 2 个、2.5 kg 2 个、3 kg 2 个）。

（3）大沙包 3 个（20 kg 1 个、30 kg 1 个、40 kg 1 个）。

（4）沙衣 2 件（大、小号各 1 件，重量可调）。

（5）水桶（2 kg 2 个、4 kg 2 个、6 kg 2 个、8 kg 2 个、10 kg 2 个），共 10 个。

（6）大木板 1 块（长 90 cm、宽 90 cm）。

（7）小木箱 1 个（长 30 cm、宽 30 cm、高 46 cm）。

（8）圆柱状金属块 30 个（直径 5 cm、高 7 cm，重 1 kg）。

（9）铁饼 15 个（1 kg 5 个、1.5 kg 5 个、2 kg 5 个）。

（10）计时器 2 个。

（11）劳动手套多副。

（12）签字笔多支。

（13）训练记录表（详见附件工作能力强化训练治疗师和患者记录表）。

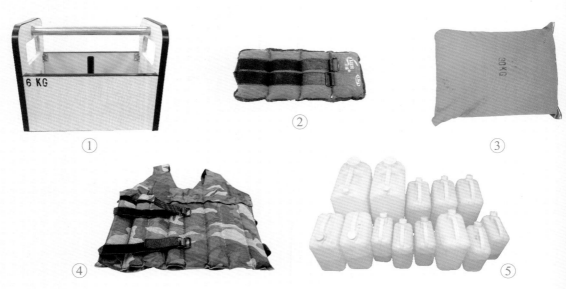

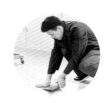

训练原则

（1）推荐初始训练强度为双上肢携带最大重量的 50%，待患者完全适应该训练强度后根据实际情况增加重量。若患者不能承受该训练强度，则可下调重量，最低的重量为最大重量的 30%。

（2）参与该项训练任务的患者均应保持正确的携带姿势。

（3）参与该项训练任务的患者均应保持良好的工作行为。

训练强度调整

（1）按患者工作需要，使用不同形态或重量的物料。

（2）按患者工作的姿势要求或能力要求，调整训练强度，如动作、次数、距离。

（3）按患者工作需要，穿戴沙衣，模拟佩戴装备或工具进行训练。

注意事项

（1）上肢、手指骨折患者应待骨折愈合良好后方可参与该项训练任务。

（2）上肢肌腱、肌肉损伤修复患者至少应在手术后 8 周方可参与该项训练任务。伴有神经损伤的患者参与训练的时间需延后 1~2 周。

（3）下肢骨折患者至少在全负重后方可参与该项训练任务。

（4）腰椎骨折患者应待骨折稳定后方可参与该项训练任务。

（5）经常疼痛的手外伤患者，可佩戴劳动手套参与该项训练任务。

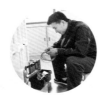

1. 携带水桶平地行走

训练涉及半蹲、站、行、携、手指抓握等工作相关体能。

准备工作

(1) 佩戴劳动手套。

(2) 根据体能评估结果,选取合适重量的水桶 1 个或 2 个。

(3) 将水桶放置于起点。

(4) 设置计时器时间为 15 分钟。

任务流程

(1) 半蹲,单手或双手提起水桶。

(2) 站立,携带水桶步行至终点。

(3) 转身。

(4) 继续携带水桶步行回到起点。

(5) 半蹲,将水桶放置在起点。

(6) 在工作能力强化训练患者记录表上记录 1 次。

(7) 重复以上流程,15 分钟为 1 个工作周期。

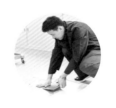

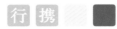

训练要领

当单手患侧提水桶训练时，患者可能会产生不平衡的感觉，建议训练时健侧提相同重量的水桶行走，以保持平衡状态。

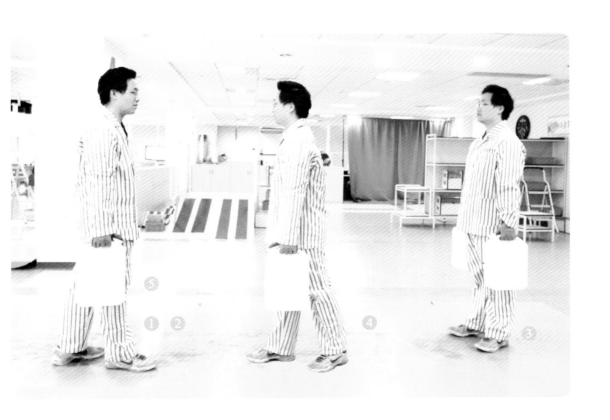

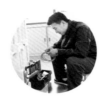

2. 双手提中木箱平地行走

训练涉及站、行、提、手指抓握等工作相关体能。

准备工作

（1）佩戴劳动手套。

（2）根据体能评估结果，将合适重量的铁饼加入中木箱。

（3）将中木箱放置在长方桌上。

（4）设置计时器时间为15分钟。

任务流程

（1）站立，双手从长方桌上提起中木箱至胸前，转身。

（2）步行至终点，转身。

（3）继续步行回到长方桌前。

（4）将中木箱放置在长方桌上。

（5）在工作能力强化训练患者记录表上记录1次。

（6）重复以上流程，15分钟为1个工作周期。

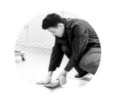

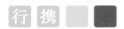

训练要领

（1）在该项训练任务中，双手可抓握中木箱两侧镂空处，此种抓握方式较易发力。

（2）也可用双手托住双侧底部，但该种抓握方式较难发力，不过可模拟搬移纸箱的工序。

（3）对于下肢骨折患者而言，该项训练任务较双手提水桶难度高，因为训练过程中中木箱位于身体前方，重心靠前，对患者掌握平衡有更高的要求。

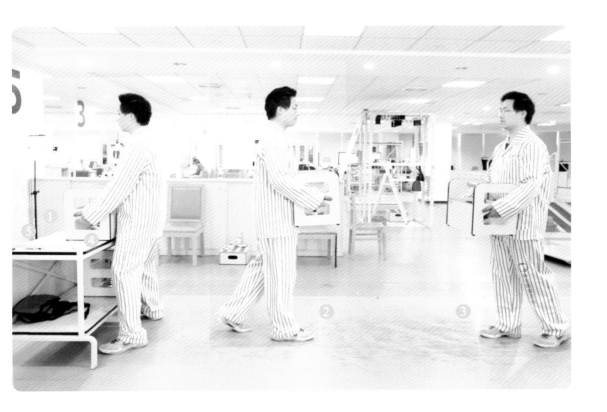

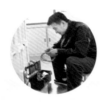

3. 双手抱沙袋平地行走

训练涉及半蹲、站、行、携、手指抓握等工作相关体能。

准备工作

(1) 佩戴劳动手套。

(2) 根据体能评估结果,选取合适重量与数量的沙袋。

(3) 将沙袋放置在长方桌上。

(4) 设置计时器时间为15分钟。

任务流程

(1) 半蹲,双手从长方桌上抱起沙袋置于胸前,站立转身。

(2) 步行至终点,转身。

(3) 继续步行回到长方桌前。

(4) 半蹲,将沙袋放置在长方桌上。

(5) 在工作能力强化训练患者记录表上记录1次。

(6) 重复以上流程,15分钟为1个工作周期。

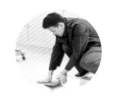

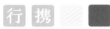

训练要领

（1）单手或双手丧失抓握能力的患者不能用手指抓握物品行走，因此需要改变方式进行该项任务的训练。

（2）该项训练任务中使用的沙袋较柔软，适用于携带行走的初期训练，待患者上肢基本体能提升后，可尝试进行本节任务 4 携带水桶行走楼梯及斜坡工作任务的训练。

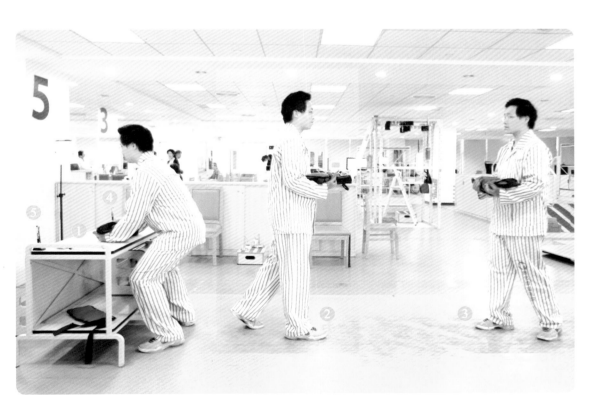

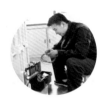

4. 携带水桶行走楼梯及斜坡

训练涉及站、行、提、上下楼梯、手指抓握等工作相关体能。

准备工作

（1）佩戴劳动手套。

（2）根据体能评估结果，选取合适重量的水桶1个或2个。

（3）将水桶放置在四层货架的第二层上。

（4）设置计时器时间为15分钟。

任务流程

（1）单手或双手从货架的第二层上提起水桶，站立，上三级楼梯。

（2）步行通过楼梯平台，下斜坡。

（3）回到四层货架前，将水桶放置在货架的第二层上。

（4）再提起水桶，上斜坡，走平台，下楼梯。

（5）在工作能力强化训练患者记录表上记录1次。

（6）重复以上流程，15分钟为1个工作周期。

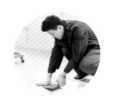

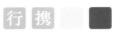

训练要领

携带重物上下楼梯对患者的下肢平衡有较高要求，为了防范医疗安全隐患，应该先评估患者下肢以此姿势上下楼梯的平衡能力，再决定是否安排该项训练任务。

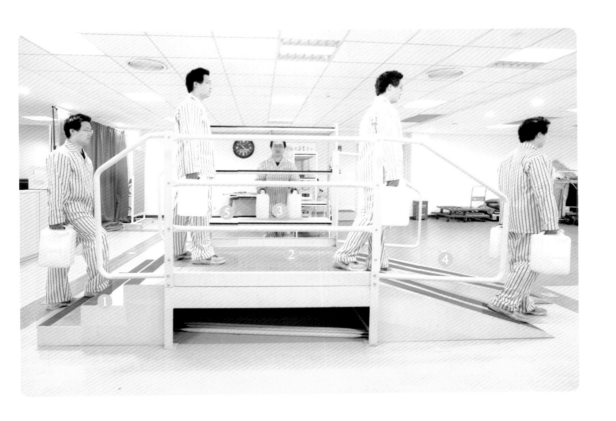

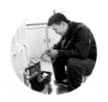

5. 双手提中木箱行走楼梯及斜坡

训练涉及站、行、提、上下楼梯、手指抓握等工作相关体能。

准备工作

(1) 佩戴劳动手套。

(2) 根据体能评估结果，将合适重量的铁饼放入中木箱。

(3) 将中木箱放置在四层货架的第二层上。

(4) 设置计时器时间为 15 分钟。

任务流程

(1) 双手从货架第二层上提起中木箱。

(2) 上三级楼梯。

(3) 步行通过楼梯平台，下斜坡。

(4) 回到四层货架前，将中木箱放置在货架的第二层上。

(5) 再提起中木箱，上斜坡，走平台，下楼梯。

(6) 在工作能力强化训练患者记录表上记录 1 次。

(7) 重复以上流程，15 分钟为 1 个工作周期。

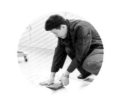

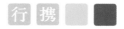

训练要领

　　提举重物于胸前上下楼梯对患者下肢平衡有较高的要求，为了防范医疗安全隐患，应该先评估患者下肢以此姿势上下楼梯的平衡能力，再决定是否安排该项训练任务。

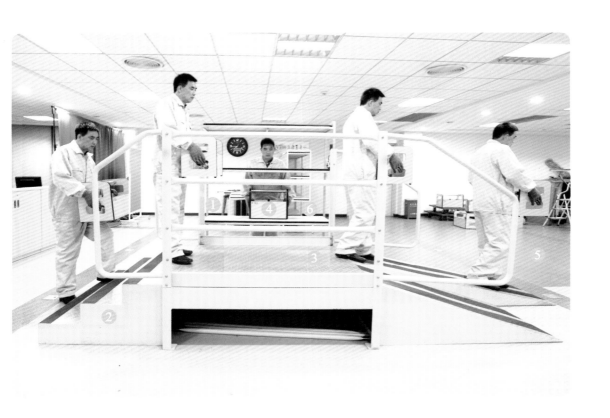

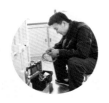

6. 双手抱沙袋行走楼梯及斜坡

训练涉及站、行、提、上下楼梯、手指抓握等工作相关体能。

准备工作

(1) 佩戴劳动手套。

(2) 根据体能评估结果，选取合适重量与数量的沙袋。

(3) 将沙袋放置在四层货架的第二层上。

(4) 设置计时器时间为 15 分钟。

任务流程

(1) 双手从货架第二层上抱起沙袋于胸前。

(2) 上三级楼梯。

(3) 步行通过楼梯平台，下斜坡。

(4) 回到四层货架前，将沙袋放置在货架的第二层上。

(5) 再抱起沙袋，上斜坡，走平台，下楼梯。

(6) 在工作能力强化训练患者记录表上记录 1 次。

(7) 重复以上任务流程，15 分钟为 1 个工作周期。

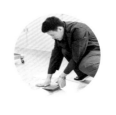

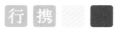

训练要领 —————

抱重物于胸前上下楼梯对患者的下肢平衡有较高要求，为了防范医疗安全隐患，应该先评估患者以此姿势上下楼梯的平衡能力，再决定是否安排该项训练任务。

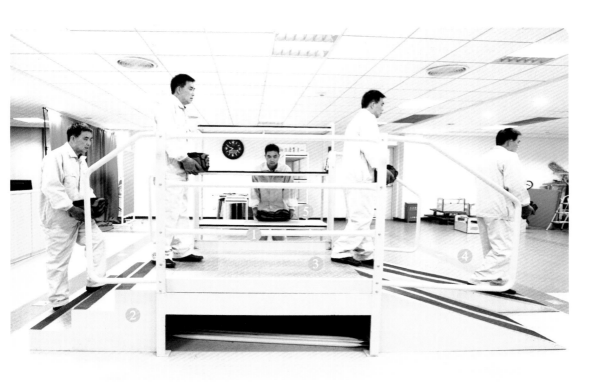

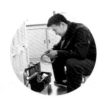

7. 双手携带大木板平地行走

训练涉及蹲、站、行、提举等工作相关体能。

准备工作

（1）佩戴劳动手套。

（2）将大木板放置在长方桌旁。

（3）设置计时器时间为 15 分钟。

任务流程

（1）下蹲，双手抓握大木板两侧，抬于身旁，起立，转身。

（2）步行至终点，转身。

（3）继续步行回到长方桌前。

（4）将大木板竖放在长方桌前。

（5）在工作能力强化训练患者记录表上记录 1 次。

（6）重复以上流程，15 分钟为 1 个工作周期。

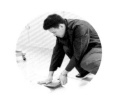

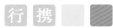

训练要领

（1）初始训练时，携带的木板应置于患者能力较好的一侧。

（2）若需提升下肢能力，可辅助上下楼梯和走斜坡的训练任务。

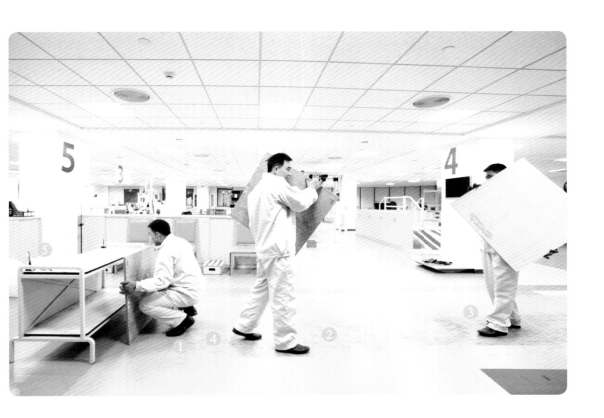

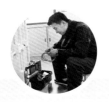

8. 肩扛大沙包平地行走

训练涉及站、行、提举、肩扛等工作相关体能。

准备工作

(1) 佩戴劳动手套。

(2) 根据体能评估结果，选择合适重量的大沙包。

(3) 将大沙包放置在长方桌上。

(4) 设置计时器时间为 15 分钟。

任务流程

(1) 双手从长方桌上抓起大沙包，扛在肩上，转身。

(2) 步行至终点，转身。

(3) 继续步行回到长方桌前。

(4) 将大沙包放置在长方桌上。

(5) 在工作能力强化训练患者记录表上记录 1 次。

(6) 重复以上流程，15 分钟为 1 个工作周期。

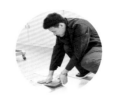

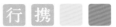
行携

训练要领

（1）该项训练任务强度较大，适用于建筑工地、码头、仓库肩扛大袋物品的工人训练。

（2）初始训练时，将沙包扛在能力较好的一侧肩上进行训练。

（3）若需提升下肢能力，可辅助上下楼梯和走斜坡的训练任务。

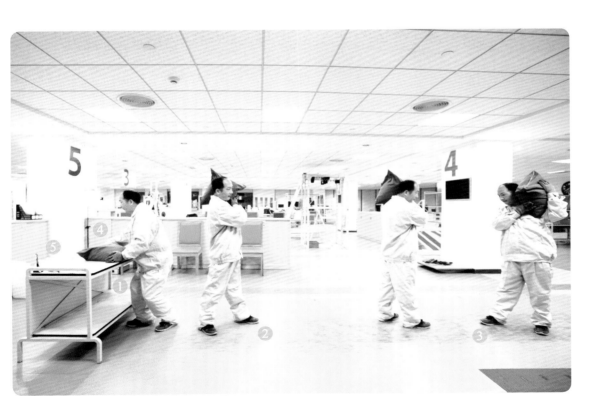

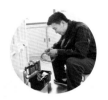

9. 负重平地行走

训练涉及站、行等工作相关体能。

准备工作

（1）根据体能评估结果，选择合适尺寸
和重量的沙衣。

（2）穿戴沙衣。

（3）设置计时器时间为 15 分钟。

任务流程

（1）站立，步行至终点。

（2）转身。

（3）再步行回到起点。

（4）在工作能力强化训练患者记录表上
记录 1 次。

（5）重复以上任务流程，15 分钟为 1 个
工作周期。

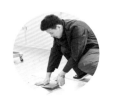

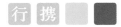

训练要领

(1) 该项训练任务适于上肢提举能力有限的患者。

(2) 若需提升下肢能力，可辅助上下楼梯和走斜坡的训练任务。

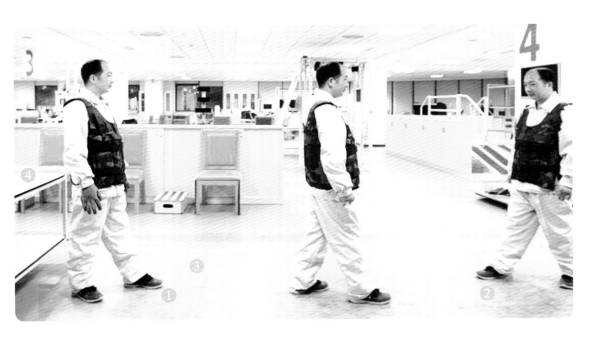

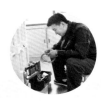

第3节 推车

工作站由几种不同形式的推车，如模拟木车、平板车、液压车、二轮手推货车、六轮手推货车，以及不同重量的大沙包、砖头、走道组成，占地 12 m×3 m，模拟工人在工作中推不同形式车的工序。训练涉及站、行、推、拉等工作相关体能。

适用人群

（1）上肢骨折、肌肉损伤、神经损伤、手外伤所致推、拉能力不足的患者。

（2）下肢骨折、肌肉损伤、跟腱损伤所致下肢负重不足、疼痛耐受不足以及步行耐力不足的患者。

（3）其他疾病所致上肢、下肢体能不足的患者。

（4）工作中需推车的患者。

工作站主体

（1）模拟木车 1 辆（长 93 cm、宽 53 cm、高 117 cm）。

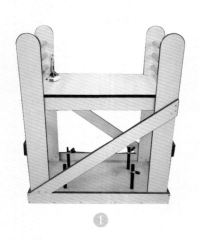

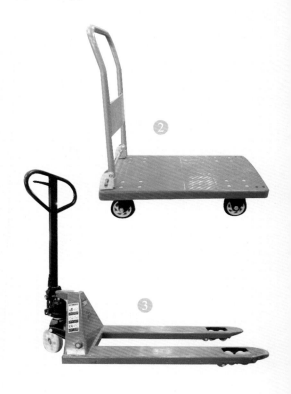

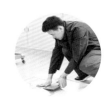

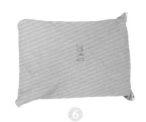

（2）平板车 2 辆（大小各 1 辆）。

（3）液压车 1 辆。

（4）二轮手推货车 1 辆。

（5）六轮手推货车 1 辆。

（6）沙包 6 个（20 kg 2 个、30 kg 2 个、40 kg 2 个、50 kg 2 个）。

（7）砖头 50 块（3 kg)。

（8）蓝色胶箱 4 个（长 40 cm、宽 30 cm、高 15 cm）。

（9）走道 1 条（长 10 m、宽 2 m)。

（10）三级楼梯 1 个。

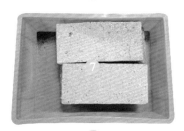

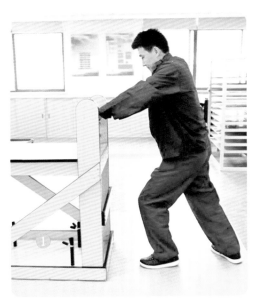

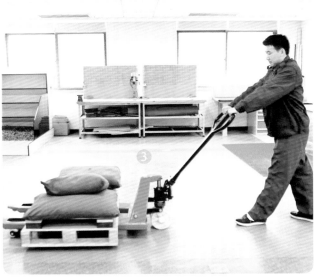

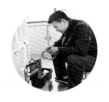

工具配件及消耗品 ───

（1）计时器2个。

（2）劳动手套多副。

（3）签字笔多支。

（4）训练记录表（详见附件工作能力强化训练治疗师和患者记录表）。

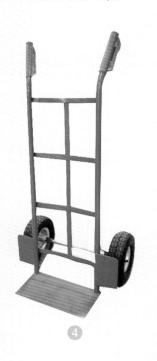

④

训练原则 ───

（1）在训练前、训练中调整重量时，应该使用测力计测量实际推拉的力度。

（2）推荐初始训练强度为双上肢推、拉最大力的50%，待患者适应该训练强度后根据实际情况逐渐增加重量。若患者不能承受该训练强度，则可下调重量，但是最低的强度为推、拉最大力的30%。

（3）参与该项训练任务的患者均应保持正确的携带姿势。

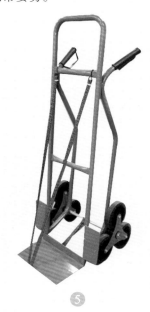

⑤

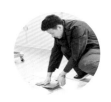

(4) 参与该项训练任务的患者均应保持良好的工作行为。

训练强度调整

(1) 按患者的工作需要，使用不同形态或重量的物料。

(2) 按患者工作的要求或患者的承受能力，选择不同的环境、次数和距离进行训练。

(3) 按患者的工作需要，选择不同形式的推车。

注意事项

(1) 上肢、手指骨折患者应在骨折愈合良好后参与该项训练任务。

(2) 上肢肌腱、肌肉损伤修复患者至少应在手术后 8 周方可参与该项训练任务。伴有神经损伤患者参与训练的时间应延后 1~2 周。

(3) 下肢骨折患者应在完全负重后，方可参与该项训练任务。

(4) 腰椎骨折患者应待骨折稳定后方可参与该项训练任务。

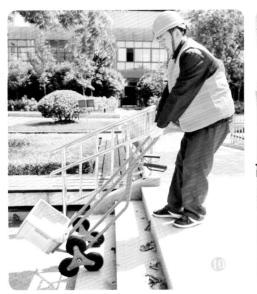

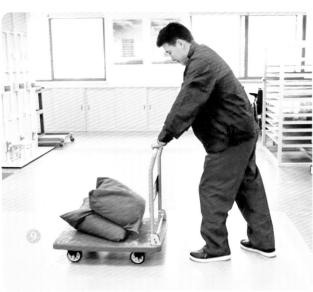

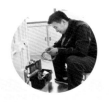

1. 推模拟木车

训练涉及推、行等工作相关体能，可提升全身耐力，需要患者用足全力向前推模拟木车。

准备工作

（1）佩戴劳动手套。

（2）根据体能评估结果，将合适数量的砖块添加入模拟木车的下层。

（3）将模拟木车推至走道起点。

（4）设置计时器时间为 15 分钟。

任务流程

（1）推模拟木车一头行至终点。

（2）转身。

（3）继续推模拟木车另一头行至起点。

（4）在工作能力强化训练患者记录表上记录 1 次。

（5）重复以上任务流程，15 分钟为 1 个工作周期。

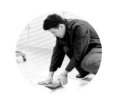

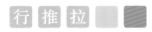

训练要领

木车有三个高度的把手，可根据患者的身高选择合适的把手。

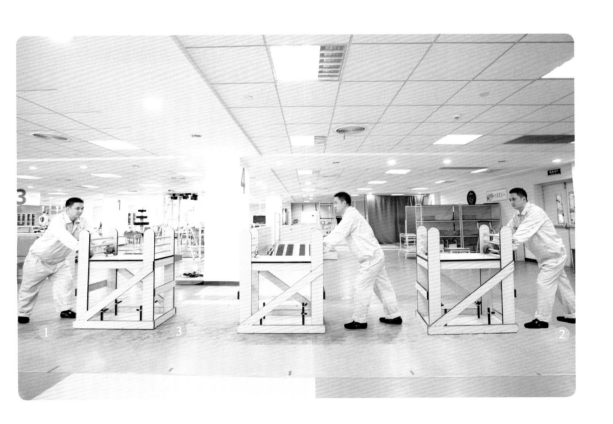

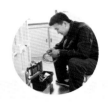

2. 推平板车

训练涉及推、行等工作相关体能。

准备工作

（1）佩戴劳动手套。

（2）根据体能评估结果，将蓝色胶箱放在平板车中央，选择合适数量的砖块放入蓝色胶箱。

（3）将平板车推至走道起点。

（4）设置计时器时间为 15 分钟。

任务流程

（1）推平板车行至终点。

（2）转身。

（3）继续推平板车行至起点。

（4）在工作能力强化训练患者记录表上记录 1 次。

（5）重复以上任务流程，15 分钟为 1 个工作周期。

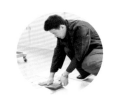

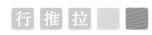

训练要领

（1）身材高大患者适于用大号平板车，身材矮小患者适于用小号平板车。

（2）按患者的工作需要，可选择在地毯、水泥地、木板、砖地、草地等不同走道上训练。

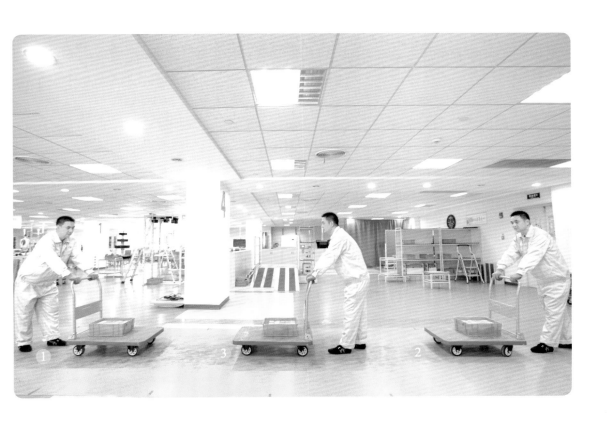

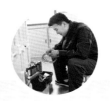

3. 推拉液压车

训练涉及推、拉、行等工作相关体能。

准备工作

（1）佩戴劳动手套。

（2）根据体能评估结果，将合适重量的大沙包放在液压车上。

（3）将液压车推至走道起点。

（4）设置计时器时间为 15 分钟。

任务流程

（1）推液压车行至终点。

（2）拉液压车回到起点。

（3）在工作能力强化训练患者记录表上记录 1 次。

（4）重复以上任务流程，15 分钟为 1 个工作周期。

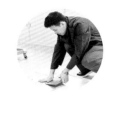

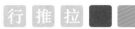

训练要领

按患者的工作需要，可选择在水泥地、铁板、砖地、草地等不同走道上训练。

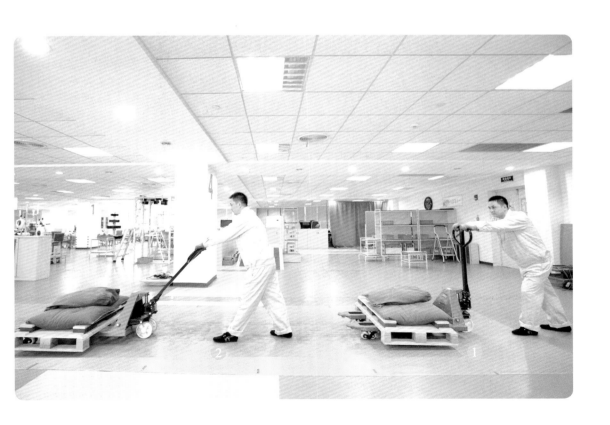

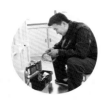

4. 推两轮手推货车

训练涉及推、行等工作相关体能。

准备工作

（1）佩戴劳动手套。

（2）根据体能评估结果，将蓝色胶箱放在两轮手推货车上，选择合适数量的砖块放入蓝色胶箱，按要求固定好货物。

（3）将两轮手推货车推至起点。

（4）设置计时器时间为15分钟。

任务流程

（1）推两轮手推货车行至终点。

（2）调头。

（3）继续推两轮手推货车行至起点。

（4）在工作能力强化训练患者记录表上记录1次。

（5）重复以上任务流程，15分钟为1个工作周期。

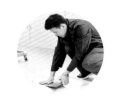

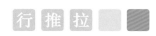

训练要领

按患者的工作需要，可选择在水泥地、铁板、砖地、草地等不同走道上训练。

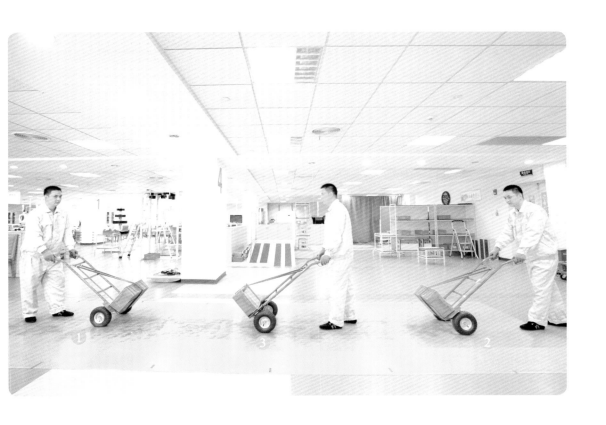

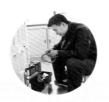

5. 推六轮手推货车上下楼梯

训练涉及推、行等工作相关体能。

准备工作

(1) 佩戴劳动手套。

(2) 根据体能评估结果，将蓝色胶箱放在六轮手推货车上，选择合适数量的砖块放入蓝色胶箱，按要求固定好货物。

(3) 将六轮手推货车推至起点。

(4) 设置计时器时间为 15 分钟。

任务流程

(1) 从起点推六轮货车出发。

(2) 上三级楼梯。

(3) 调头。

(4) 下三级楼梯，回到起点。

(5) 在工作能力强化训练患者记录表上记录 1 次。

(6) 重复以上任务流程，15 分钟为 1 个工作周期。

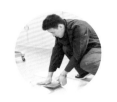

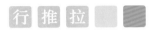

训练要领

在推六轮手推货车时，患者主要依靠的是上肢力量、躯干控制能力和下肢力量。当给患者制订训练计划时，应充分考虑其是否有能力完成该项训练，切忌高估患者的能力，以免发生意外。

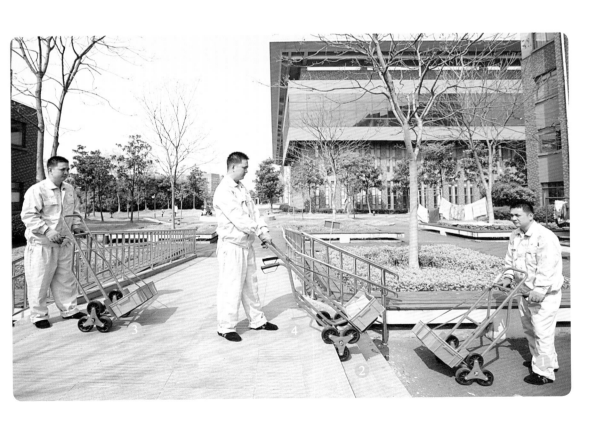

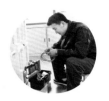

6. 推车热身运动

单手推拉桌面上载重的蓝色胶箱，训练涉及上肢推、拉，下肢站立等工作相关体能。

准备工作

（1）佩戴劳动手套。

（2）根据体能评估结果，将蓝色胶箱放在推拉桌面上。

（3）选取合适重量的砖块，放在蓝色胶箱内。

（4）设置计时器时间为 15 分钟。

任务流程

（1）站立于推拉桌面前。

（2）单手推拉胶盘。

（3）重复以上任务流程，15 分钟为 1 个工作周期。

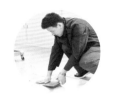

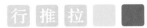

训练要领

（1）该项训练任务适用于上肢骨折、神经损伤、手外伤上肢体能不足的患者。

（2）可作为推车工作站训练的热身运动，主要训练患者的上肢体能，训练中根据患者自身的能力逐渐增加砖块的数量。

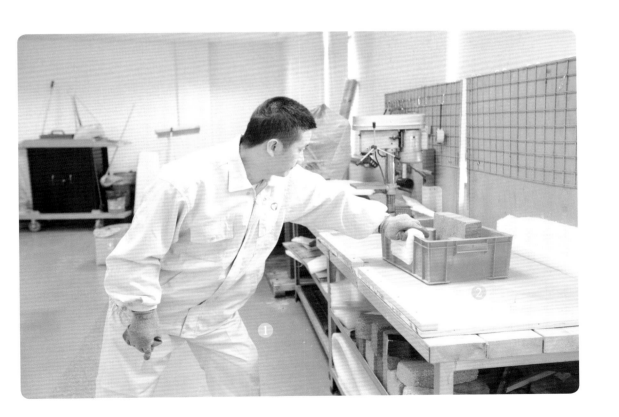

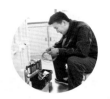

第4节 台式组装

模拟工人徒手组装或使用相关工具组装的工序，也可用来模拟坐位维修工人的工作，训练涉及坐、手指灵活操作等工作相关体能。

适用人群

（1）上肢、手部创伤后组装能力不足的患者。

（2）手部实体觉障碍的患者。

（3）腰背痛、坐位耐受不足的患者。

（4）其他原因导致手部组装功能障碍的患者。

工作站主体

（1）徒手组装1套（长31 cm、宽31 cm、高31 cm）。

• 徒手组装箱1个。

• 工具盒1个。

• 大螺丝。

• 小螺丝。

• 放置螺丝的盒子2个。

（2）工具组装套件1套。

• 工具组装箱1个（长31 cm、宽31 cm、高31 cm）。

• 尖嘴钳1把。

• 十字螺丝刀1把。

• 一字螺丝刀1把。

• 六角匙1把。

• 八号扳手2把。

• 十三号扳手2把。

• 十七号扳手2把。

• 放置配件的盒子。

（3）桌子1张（长150 cm、宽80 cm、高80 cm）。

（4）椅子2把。

工具配件及消耗品

（1）计时器2个。

（2）签字笔多支。

（3）工作训练记录表（详见附件工作能力强化训练治疗师和患者记录表）。

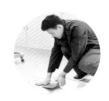

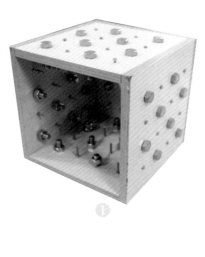

①

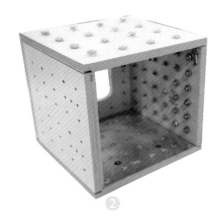

②

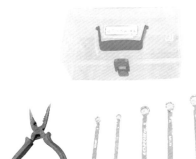

②

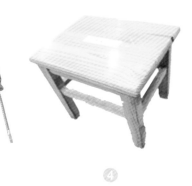

④

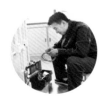

训练原则

该项训练任务是，右手操作组装套件的上面、下面、左面、前面左半部分的螺丝；左手操作上面、下面、右面、前面右半部分的螺丝。

训练强度调整

不存在感觉障碍的患手通过圆孔或方孔操作；存在感觉障碍的患手面向开口处操作。

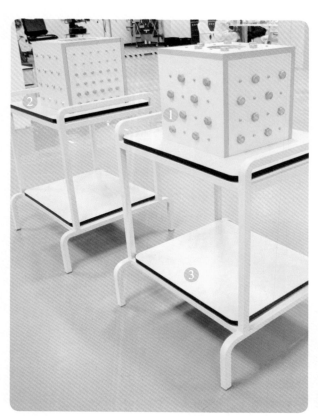

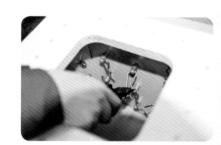

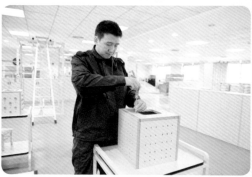

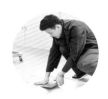

注意事项

（1）患手伤口完全愈合后方可参与该项训练任务。

（2）参与该项训练任务的患者均应保持良好的工作行为。

（3）参与该项训练任务的患者均应保持良好的工作姿势。

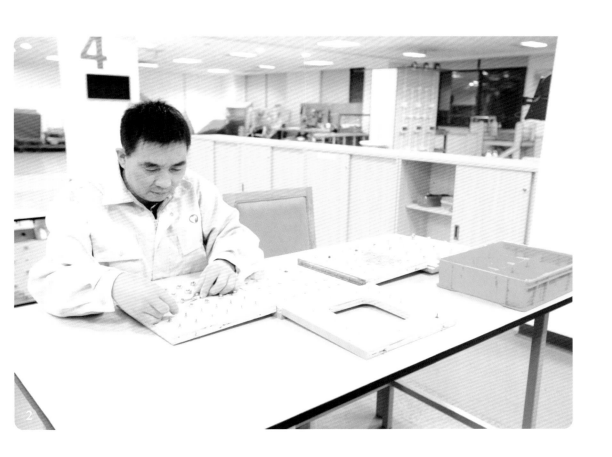

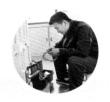

1. 徒手组装大螺丝

训练涉及手指操作等工作相关体能。

准备工作

(1) 患者面向徒手组装箱。

(2) 放置大螺丝的盒子。

(3) 设置计时器时间为 15 分钟。

任务流程

(1) 卸下徒手组装箱指定面的大螺丝。

(2) 将卸下的大螺丝放在盒子中。

(3) 在工作能力强化训练患者记录表上记录卸下大螺丝的个数。

(4) 再将卸下的大螺丝组装回徒手组装箱的指定面。

(5) 重复以上任务流程，15 分钟为 1 个工作周期。

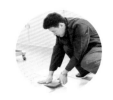

坐 弄 指

训练要领

前臂损伤的患者常伴有旋转障碍，影响某一方向的组装能力，例如，不能旋后可导致拧顶部螺丝困难，应根据患者的承受能力和耐受能力决定是否进行该方向的组装训练。

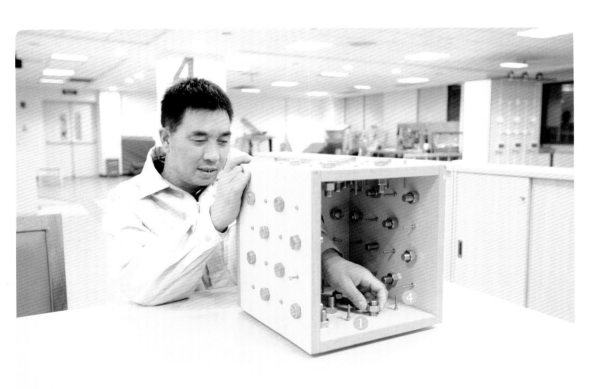

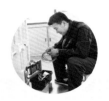

2. 徒手组装小螺丝

训练涉及手指操作等工作相关体能。

准备工作

（1）患者面向徒手组装箱。

（2）放置小螺丝的盒子。

（3）设置计时器时间为 15 分钟。

任务流程

（1）卸下徒手组装箱指定面的小螺丝。

（2）将卸下的小螺丝放在盒子中。

（3）在工作能力强化训练患者记录表上记录卸下小螺丝的个数。

（4）再将卸下的小螺丝组装回徒手组装箱的指定面。

（5）重复以上任务流程，15 分钟为 1 个工作周期。

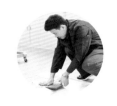

坐 弄 指

训练要领

（1）该项训练任务旨在采用徒手组装小螺丝的方法训练患者较精细的手指功能，因此对于患者手部功能有着更高要求。需根据患者当前的手部能力和工作需求，考虑是否采用该项训练任务。

（2）前臂损伤的患者常伴有旋转障碍，影响某一方向的组装能力，例如，不能旋后可导致拧顶部螺丝困难，应根据患者的承受能力和耐受能力决定是否进行该方向的组装训练。

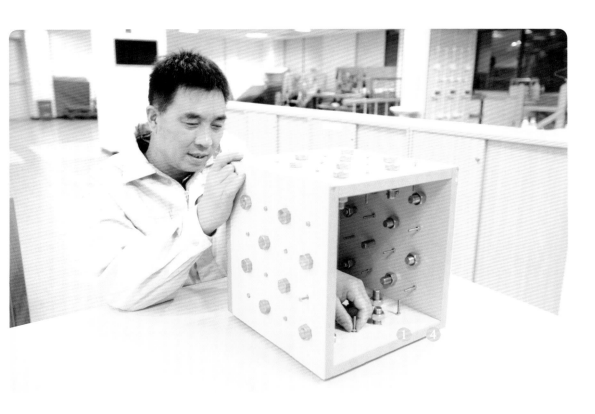

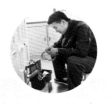

3. 平面工具组装

训练涉及手使用工具组装等工作相关体能。

准备工作

(1) 打开工具组装箱成平面状。

(2) 准备工具盒。

(3) 准备放置配件的盒子。

(4) 设置计时器时间为 15 分钟。

任务流程

(1) 使用工具卸下指定面配件。

(2) 将卸下的配件放在盒子中。

(3) 在工作能力强化训练患者记录表上记录卸下配件的个数。

(4) 再将卸下的配件组装回指定面。

(5) 重复以上任务流程，15 分钟为 1 个工作周期。

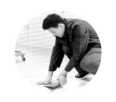

坐 弄 指

训练要领

（1）该项训练任务旨在训练患者使用指定工具的能力。

（2）在该项训练任务中，应根据患者的工作要求训练其使用某种工具的能力，例如，扳手、十字螺丝刀、一字螺丝刀。

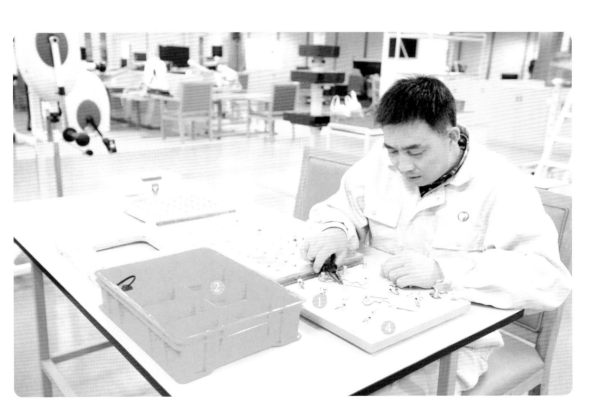

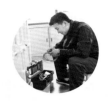

4. 立体工具组装

训练涉及手使用工具组装等工作相关体能。

准备工作

(1) 患者面向立体工具组装箱。

(2) 准备工具盒。

(3) 准备放置配件的盒子。

(4) 设置计时器时间为 15 分钟。

任务流程

(1) 使用工具卸下指定面的配件。

(2) 将卸下的配件放在盒子中。

(3) 在工作能力强化训练患者记录表上记录卸下配件的个数。

(4) 再将卸下的配件组装回指定面。

(5) 重复以上任务流程，15 分钟为 1 个工作周期。

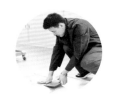

 坐 弄 指

训练要领

该项训练任务在本节任务 3 的基础上增加了难度，可用于模拟训练患者在复杂条件下进行工具操作的能力。

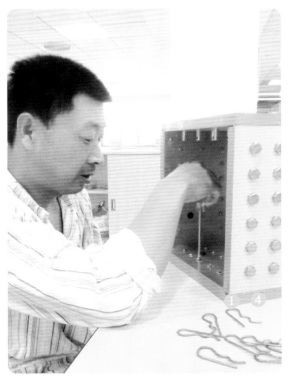

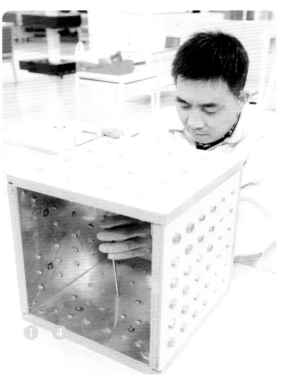

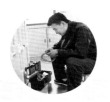

第5节　立式组装

模拟工人在工作中以坐位、蹲位或跪位使用工具进行组装的工序，可用于维修工人等岗位的模拟训练。训练涉及坐、蹲、跪、手操作等工作相关体能。

适用人群

（1）上肢、手部创伤后组装能力不足的患者。

（2）下肢骨折、肌肉和跟腱损伤致下蹲不足、蹲位耐受不足的患者。

（3）脊柱损伤后，躯干屈曲困难的患者。

（4）需进行蹲位维修工序的患者。

工作站主体

立式组装箱套件1套。

• 立式组装箱1个（长47 cm、宽47 cm、高70 cm）。

• 小凳1把。

• 工具盒1个。

• 十号扳手2把。

• 十九号扳手2把。

工具配件及消耗品

（1）计时器1个。

（2）签字笔多支。

（3）训练记录表（详见附件工作能力强化训练治疗师和患者记录表）。

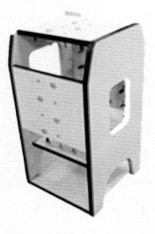
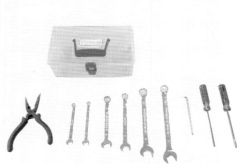
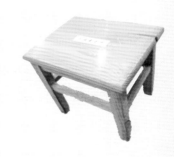

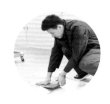

训练原则

（1）下肢骨折患者至少应在完全负重后方可参与该项训练。

（2）腰椎骨折患者应待骨折稳定后方可参与该项训练。

（3）参与该项训练的患者均应保持良好的工作行为和姿势。

训练强度调整

（1）按患者的能力和工作要求，可调整组装的面。

（2）训练中，当患者发生下肢疼痛或麻木时，可轮流交换主要受力的下肢，甚至允许患者站立稍作休息。

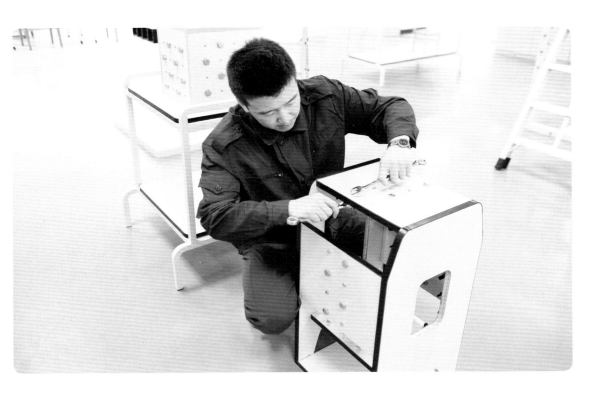

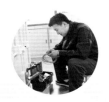

1. 坐位扳手组装

训练涉及低坐位耐力、使用工具等工作相关体能。

准备工作

(1) 准备小凳。

(2) 准备立式组装箱套件。

(3) 设置计时器时间为 15 分钟。

任务流程

(1) 坐在小凳上。

(2) 使用扳手卸下螺丝。

(3) 将卸下的螺丝放在工具盒中。

(4) 在工作能力强化训练患者记录表上
记录卸下的螺丝个数。

(5) 再用扳手组装卸下的螺丝。

(6) 重复以上任务流程，15 分钟为 1 个
工作周期。

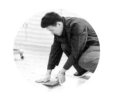

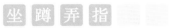

坐 蹲 弄 指

训练要领

（1）该项训练任务旨在训练患者低坐位的耐力。

（2）在参与该项训练任务之前，治疗师需评估患者是否具备低坐位的能力。

（3）可按患者的下蹲能力，选择不同高度的小凳。

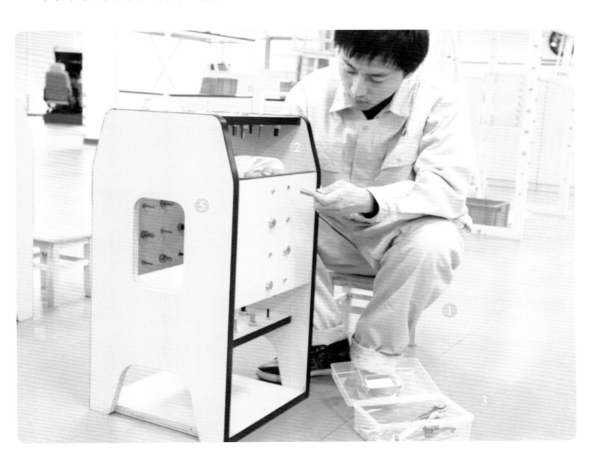

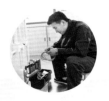

2. 蹲或跪位扳手组装

训练涉及蹲、跪、使用工具等工作相关体能。

准备工作

(1) 准备小凳。

(2) 准备立式组装箱套件。

(3) 设置计时器时间为 15 分钟。

任务流程

(1) 患者蹲或跪下。

(2) 使用扳手卸下螺丝。

(3) 将卸下的螺丝放在工具盒中。

(4) 在工作能力强化训练患者记录表上记录卸下的螺丝个数。

(5) 再用扳手组装卸下的螺丝。

(6) 重复以上任务流程，15 分钟为 1 个工作周期。

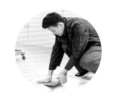

跪蹲弄指

训练要领

(1) 下肢骨折患者应在能完全负重后方可参与该项训练任务。

(2) 腰椎骨折患者应在骨折稳定后方可参与该项训练任务。

(3) 参与该项训练任务的患者均应保持良好的工作行为和姿势。

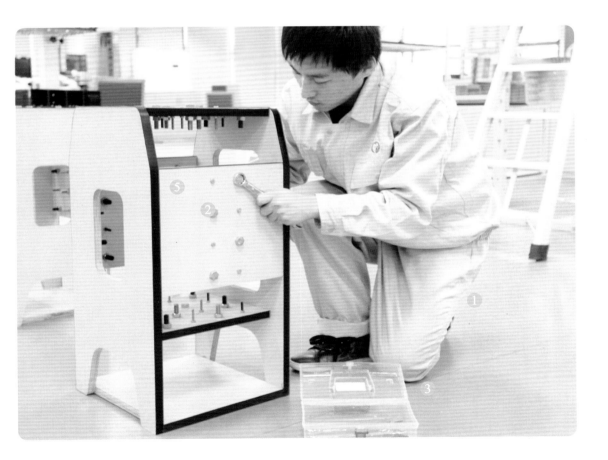

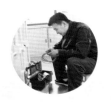

第 6 节　动态组装

模拟工人在工作中采用不同的体位，动态组装的工序，可用于维修工等岗位的模拟训练。训练涉及半蹲、站、动态平衡等工作相关体能。

适用人群

（1）上肢、手部创伤后组装能力不足的患者。

（2）下肢骨折、肌肉和跟腱损伤致下肢半蹲不足、站立耐受不足的患者。

（3）脊柱损伤后，躯干活动受限的患者。

（4）需变换不同体位进行维修工序的患者。

工作站主体工具及配件

（1）动态组装体 1 个（高 180 cm）。

第四层
第三层
第二层
第一层

❶

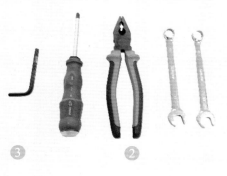

❸　　❷

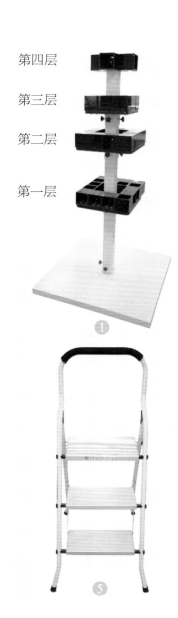

❺

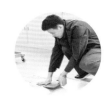

（2）平钳 1 把。

（3）六角匙 1 把。

（4）腰挎工具包 1 个。

（5）折叠梯 1 把。

（6）计时器 1 个。

（7）训练记录表（详见附件工作能力强化训练治疗师和患者记录表）。

（8）签字笔多支。

训练原则

双手协调性良好，且能使用扳手的患者方可参与该项训练任务。

训练强度调整

（1）先从本节任务 1 组装第三层方盒开始。

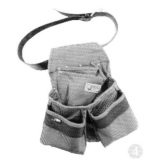

（2）若要训练患者的下肢能力，可选择本节任务 2，组装第一、第二层方盒。

（3）若要训练上肢能力，可选择本节任务 3，组装第四层方盒。

注意事项

（1）上肢、手指骨折患者应在骨折愈合良好后方可参与该项训练任务。

（2）下肢骨折患者应在完全负重后方可参与该项训练任务。

（3）腰椎骨折患者应在骨折稳定后方可参与该项训练任务。

（4）参与该项训练任务的患者均应保持良好的工作行为和姿势。

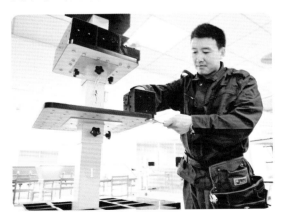

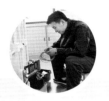

1. 组装第三层方盒

训练涉及站立、使用工具、手指操作等工作相关体能。

准备工作

(1) 准备操作工具，放入腰挎工具包，系于腰部。

(2) 设置计时器时间为 15 分钟。

任务流程

(1) 卸下第三层方盒。

(2) 将卸下的螺丝放置在腰胯工具包中。

(3) 将卸下的方盒再组装到第三层理想的位置。

(4) 完成后记录组装的方盒数。

(5) 重复以上任务流程，15 分钟为 1 个工作周期。

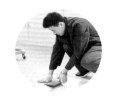

站 弄 指

训练要领

（1）该项训练任务旨在训练患侧和健侧手指在狭小空间协调操作的能力。

（2）若患者存在实体觉障碍，可建议患者利用视觉协助完成该项训练任务。

（3）该项训练任务适用于站立耐力不足的患者，以加强站立耐力。

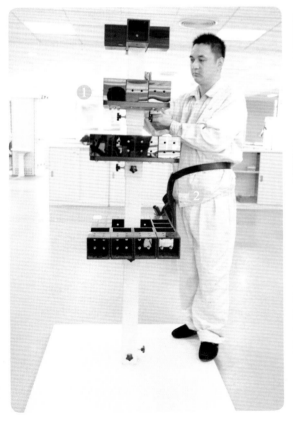

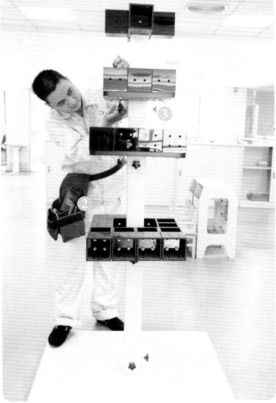

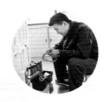

2. 组装第一、第二层方盒

训练涉及站、蹲、弯腰、手指操作及使用工具等工作相关体能。

准备工作

（1）准备操作工具，放入腰挎工具包，系于腰部。

（2）设置计时器时间为 15 分钟。

任务流程

（1）卸下第一层的方盒。

（2）将卸下的螺丝放置在腰胯工具包中。

（3）将卸下的方盒组装到第二层上。

（4）完成后记录组装的方盒数。

（5）重复以上任务流程，15 分钟为 1 个工作周期。

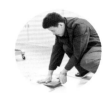

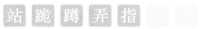 站 跪 蹲 弄 指

训练要领

（1）该项训练任务旨在训练患者低头弯腰操作的能力。

（2）若患者存在实体觉障碍，可建议患者利用视觉协助完成该项训练任务。

（3）若患者弯腰困难，可采用半蹲位操作。

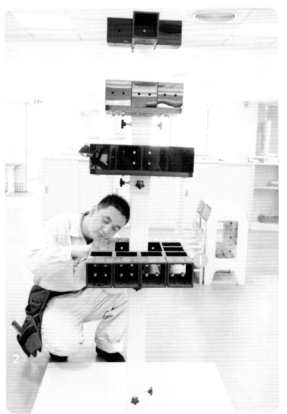

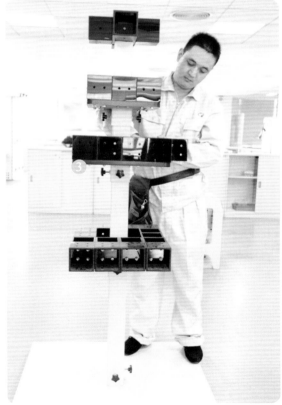

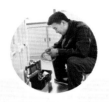

3. 组装第四层方盒

训练涉及站立、使用工具、手指操作等工作相关体能。

准备工作

(1) 准备折叠梯。

(2) 准备操作工具，放入腰挎工具包，系于腰部。

(3) 设置计时器时间为 15 分钟。

任务流程

(1) 双脚站立于折叠梯上。

(2) 卸下第四层方盒。

(3) 将卸下的螺丝放置在腰胯工具包中。

(4) 将卸下的方盒组装到第四层理想的位置。

(5) 完成后记录组装的方盒数。

(6) 重复以上任务流程，15 分钟为 1 个工作周期。

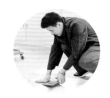

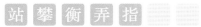

训练要领

（1）该项训练任务旨在训练患者站立于梯子上操作的能力。

（2）参与该项训练任务前，需仔细评估患者站立于折叠梯上的平衡能力。

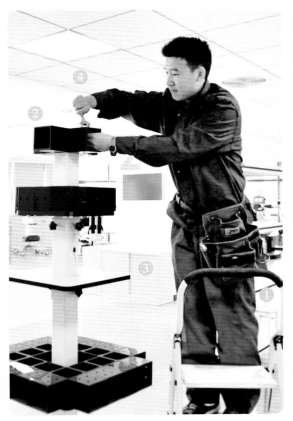

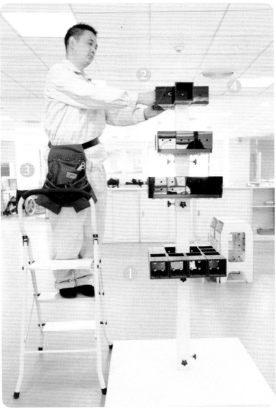

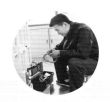

第7节 训练方任务

模拟工人爬梯工作、高空作业、变换体位组装的工序。训练涉及攀、站、弯腰、蹲、仰卧等工作相关体能。

适用人群

（1）上肢骨折、肌肉损伤、神经损伤、手外伤所致上肢携带能力不足的患者。

（2）下肢骨折、肌肉损伤及跟腱损伤所致下肢负重不足、疼痛耐受不足的患者。

（3）其他疾病所致上肢、下肢体能不足的患者。

（4）需模拟训练工作中攀爬工序的患者。

（5）需模拟训练高空作业工序的患者。

（6）需模拟训练不同体位组装工序的患者，如修车工人需仰卧于汽车下维修汽车的工序。

工作站主体

工作站主体是一个立体框架（简称"训练方"），占地4 m×4 m。该训练方由A、B、C、D、E五面组成。A面为提挂重物及高位螺丝组装面，B面为板后组装面，C面为螺丝组装面，D面为高梯面，E面为顶面。

（1）立体框架（长122 cm、宽122 cm、高222 cm）。

（2）提挂杆（5 kg）。

（3）高梯（高260 cm）。

（4）小沙包10个（每个2 kg）。

（5）大木墩4个（高分别为10 cm、15 cm、20 cm、25 cm）（图略）。

（6）方盒20个。

（7）铁块（2 kg、1 kg各5个）。

（8）软垫1个。

工具配件及消耗品

（1）劳动手套多副。

（2）腰挎工具包1个。

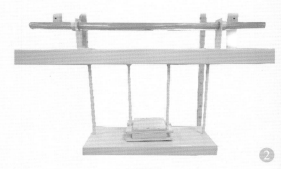

A面附件

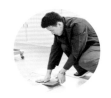

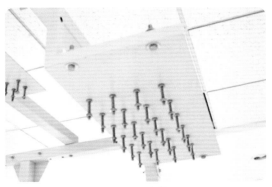

A 面顶层附件

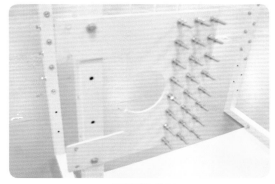

B 面板后组装面

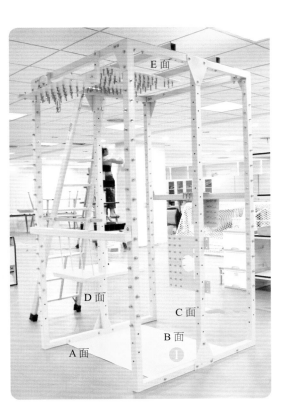

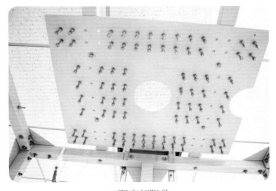

C 面螺丝组装面

E 面底部附件

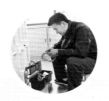

(3) 安全帽 2 顶。

(4) 计时器 1 个。

(5) 秒表 1 个。

(6) 签字笔多支。

(7) 板夹 1 支。

(8) 训练记录表（详见附件工作能力强化训练治疗师和患者记录表）。

训练原则

工作训练方模拟的任务繁多，治疗师选择任务的时候，需考虑患者的能力及工作需要。

训练强度调整

提升任务难度，可考虑增加次数或动作要求。

注意事项

(1) 上肢、手指骨折患者应待骨折愈合良好后方可参与该项训练任务。

(2) 下肢骨折患者至少应在能完全负重后方可参与该项训练。

(3) 腰椎骨折患者应待骨折稳定后方可

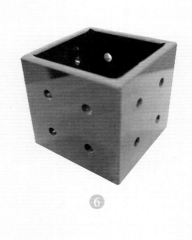

6

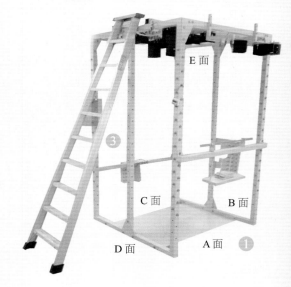

1

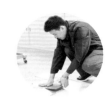

参与该项训练任务。

（4）参与该项训练任务的患者均应保持正确的工作姿势。

（5）参与该项训练任务的患者均应保持良好的工作行为。

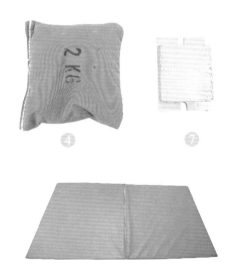

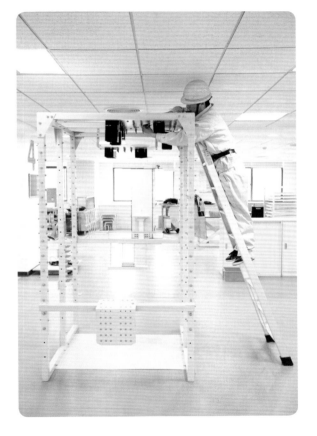

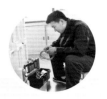

1. 高位螺丝组装

训练涉及站立、手指操作等工作相关体能。

准备工作

(1) 系上腰挎工具包。

(2) 站立于 A 面前。

(3) 设置计时器时间为 15 分钟。

任务流程

(1) 卸下螺丝。

(2) 记录卸下组装螺丝个数。

(3) 放置于腰挎工具包中。

(4) 组装卸下的螺丝。

(5) 重复以上任务流程，15 分钟为 1 个工作周期。

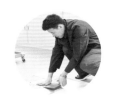

站 弄 指

训练要领

（1）该项训练任务可适用于上肢创伤导致上举耐力不足的患者。

（2）适用于脊柱损伤导致适应不足的患者，可帮助其舒展背部肌肉，缓解背部肌肉僵硬，提高站立耐力。

（3）对于身材矮小者，可用不同高度的大木墩垫其脚下。

（4）提升任务难度，可考虑加长训练时间。

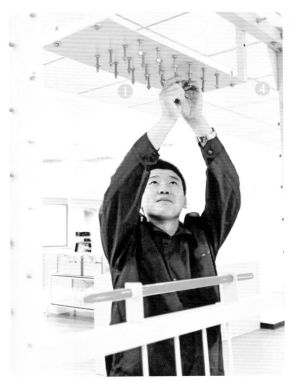

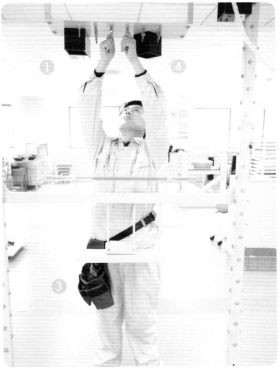

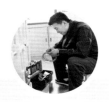

2. 双手提挂重物

训练涉及站立、提举等工作相关体能。

准备工作

（1）佩戴手套。

（2）根据体能评估结果，添加合适重量的铁块。

（3）将重物放置在指定地点。

（4）站立于 A 面前。

（5）设置计时器时间为 15 分钟。

任务流程

（1）双手提起重物。

（2）逐级向上提举，需每级触碰螺丝，重复以上工序 2 次。

（3）然后挂在出发点往上第三级位置。

（4）再逐级向下提举，需每级触碰螺丝。

（5）然后挂在出发点。

（6）在工作能力强化训练患者记录表上记录 1 次。

（7）重复以上任务流程，15 分钟为 1 个工作周期。

训练要领

（1）推荐初始训练强度为双上肢提举最大重量的 30%，待患者完全适应该强度训练后根据实际情况增加铁块的重量。

（2）如果患者不能应付，则可下调重量，但是最低重量为提挂杆的自身重量。

（3）任何人群参与该项训练均应保持正确的提举姿势。

（4）任务要求精准的挂杆动作，故对上肢的协调能力要求较高，体能消耗较大，建议患者每完成一个周期的工作可稍作休息。

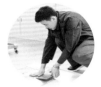

站 提 跪 蹲

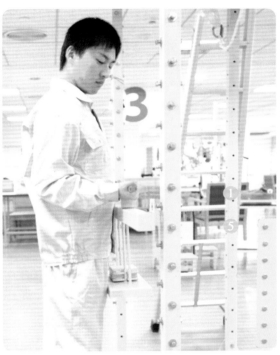

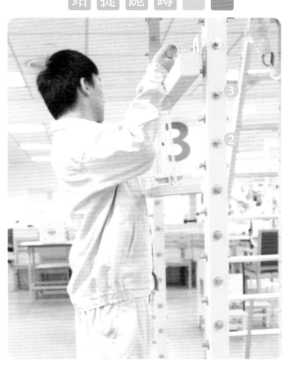

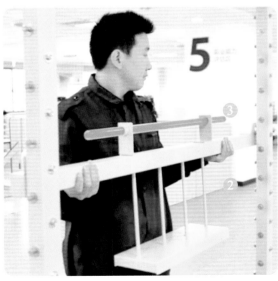

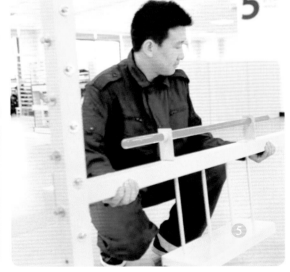

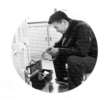

3. 板后组装

训练涉及坐、蹲、跪、手指组装等工作相关体能。

准备工作

(1) 系上腰挎工具包。

(2) 调节螺丝板于合适的高度。

(3) 或站或坐或蹲于 B 面前。

(4) 设置计时器时间为 15 分钟。

任务流程

(1) 卸下螺丝。

(2) 放置于腰挎工具包中。

(3) 在工作能力强化训练患者记录表上记录卸下螺丝的个数。

(4) 组装卸下的螺丝。

(5) 重复以上任务流程，15 分钟为 1 个工作周期。

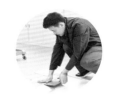

坐 跪 蹲 弄 指

训练要领

（1）该项训练任务旨在训练患者在视觉遮蔽下手指组装的能力，特别模拟从事在狭小空间徒手维修组装的工序。

（2）该项训练任务旨在训练患者蹲或跪的耐力。

（3）在参与该项训练任务之前，治疗师需评估患者是否有能力在蹲位或跪位来完成此项任务。

（4）跪位时，可在膝下垫软垫。

（5）蹲位时，可单脚蹲下，也可呈双脚蹲位。

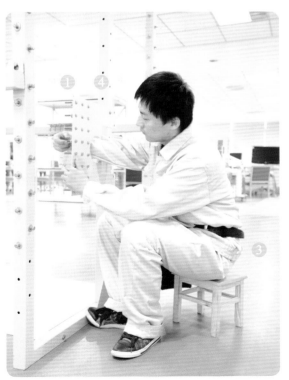

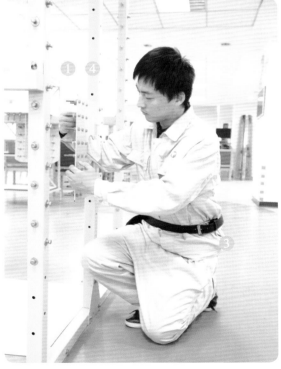

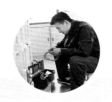

4. 站立螺丝组装

训练涉及站立、手指操作等工作相关体能。

准备工作

(1) 系上腰挎工具包。

(2) 调节螺丝板高度为胸部水平。

(3) 站立于 C 面前。

(4) 设置计时器时间为 15 分钟。

任务流程

(1) 卸下螺丝。

(2) 放置于腰挎工具包中。

(3) 在工作能力强化训练患者记录表上记录卸下螺丝的个数。

(4) 组装卸下的螺丝。

(5) 重复以上任务流程，15 分钟为 1 个工作周期。

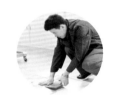

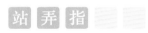

训练要领

该项训练任务旨在训练患者站立时双手徒手组装的能力，以及双手协作配合的能力。

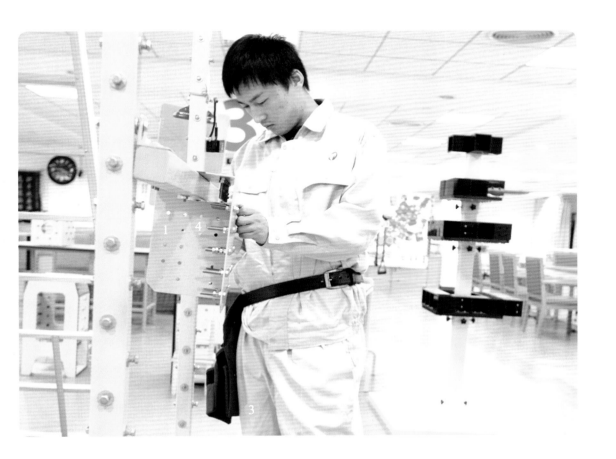

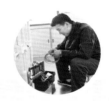

5. 蹲位或跪位螺丝组装

训练涉及蹲、手指操作等工作相关体能。

准备工作

(1) 系上腰挎工具包。

(2) 调节螺丝板高度为蹲位水平。

(3) 蹲或跪于 C 面前。

(4) 设置计时器时间为 15 分钟。

任务流程

(1) 卸下螺丝。

(2) 放置于腰挎工具包中。

(3) 在工作能力强化训练患者记录表上记录卸下螺丝的个数。

(4) 组装卸下的螺丝。

(5) 重复以上任务流程，15 分钟为 1 个工作周期。

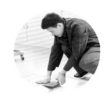

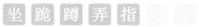

坐 跪 蹲 弄 指

训练要领

（1）该项训练任务旨在训练患者蹲或跪的耐力。

（2）在参与该项训练任务之前，治疗师需评估患者是否有能力在蹲位或跪位来完成此项任务。

（3）跪位时，可在膝下垫软垫。

（4）蹲位时，可单脚蹲下，也可呈双脚蹲位。

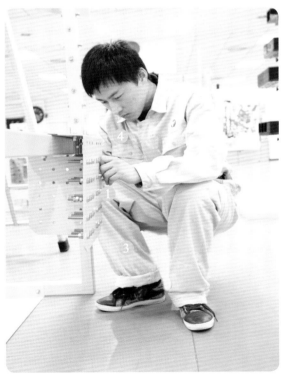

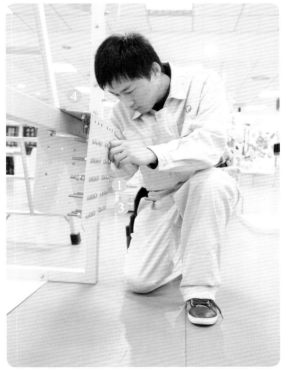

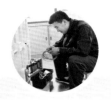

6. 仰卧位螺丝组装

训练涉及卧、手指操作等工作相关体能。

准备工作

（1）按照治疗师要求，将螺丝板置于低位。

（2）仰卧于C面下。

（3）设置计时器时间为15分钟。

任务流程

（1）仰卧于软垫上。

（2）卸下螺丝，放置于地面。

（3）站起。

（4）在工作能力强化训练患者记录表上记录卸下螺丝的个数。

（5）仰卧。

（6）组装卸下的螺丝。

（7）重复以上任务流程，15分钟为1个工作周期。

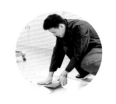

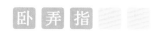

训练要领

　　该工作姿势在一般工作中较少涉及，但在机械维修工作中较常见，如维修汽车、维修某些大型设备。上肢损伤、脊柱损伤患者可能完成此工序存在一定障碍，故可利用该任务模拟训练此类工序，以强化患者仰卧位的工作能力。

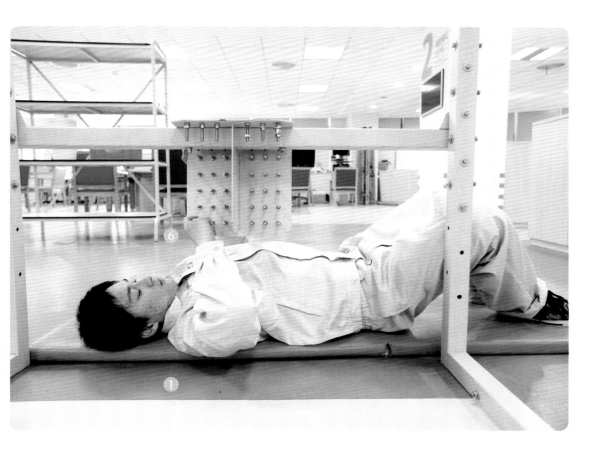

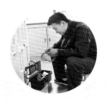

7. 爬高梯运送小沙包至顶部平台

训练涉及攀爬等工作相关体能。

准备工作

(1) 将高方桌放置于固定的位置（D面前方 2 m 处）。

(2) 将 10 个小沙包放置于高方桌上。

(3) 检查高梯是否安全。

(4) 戴安全帽。

(5) 站于 D 面前。

(6) 设置计时器时间为 15 分钟。

任务流程

(1) 一手拿起小沙包。

(2) 一手扶梯攀爬至 E 面的顶部。

(3) 将沙包放置于顶部平台。

(4) 下梯，在工作能力强化训练患者记录表上记录 1 次。

(5) 重复以上工序。

(6) 将沙包逐一取下。

(7) 重复以上任务流程，15 分钟为 1 个工作周期。

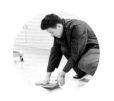

行 提 携 攀 衡 弄

训练要领

该项训练任务主要针对下肢损伤患者，以增强其攀爬能力。该项训练任务中要求患者运送沙包的目的在于给患者一种任务感，鼓励患者积极参与训练。该项训练任务有一定危险性，治疗师需评估患者是否具有足够的攀爬平衡能力，且训练时需要工作人员监督。

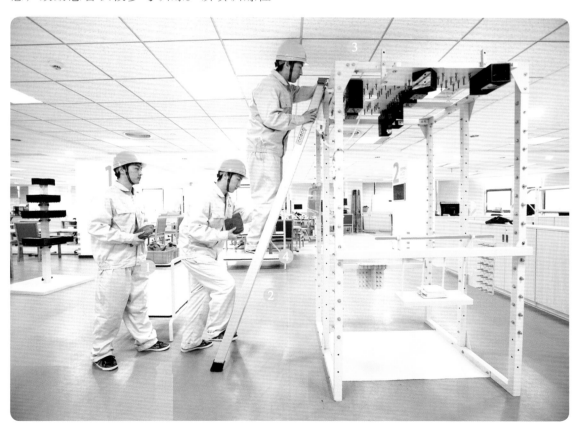

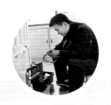

8. 站立大梯组装顶部方盒

训练涉及站立、攀、平衡控制、手指操作等工作相关体能。

准备工作

(1) 将高梯靠在 D 面上。

(2) 检查高梯是否安全。

(3) 准备腰挎工具包。

(4) 携带两把十三号扳手。

(5) 头戴安全帽。

(6) 站立于高梯上。

任务流程

(1) 双手扶梯攀爬至 E 面的顶部。

(2) 俯身,用工具卸下 1 个方盒。

(3) 下梯。

(4) 将方盒放在旁边的矮柜上。

(5) 重复以上 (1)~(4) 流程,共卸下 5 个方盒。

(6) 在工作能力强化训练患者记录表上记录 1 次。

(7) 再将卸下的 5 个方盒组装至 E 面原处。

(8) 重复以上任务流程,上、下各 5 次为 1 个工作周期。

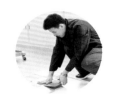

站 攀 衡 弄 指

训练要领

（1）该项训练任务旨在训练患者站立于高梯，进行弯腰、上肢伸展操作的能力，可用该项训练任务模拟某些难度较高的高空作业工序。

（2）踝关节、足部外伤患者长时间站立于窄梯上，可能使疼痛加重，故可训练患者站立于梯子上的耐力。

（3）该项训练任务存在一定的危险性，治疗师需评估患者是否具有足够的攀爬平衡能力，并且训练时需要工作人员监督。

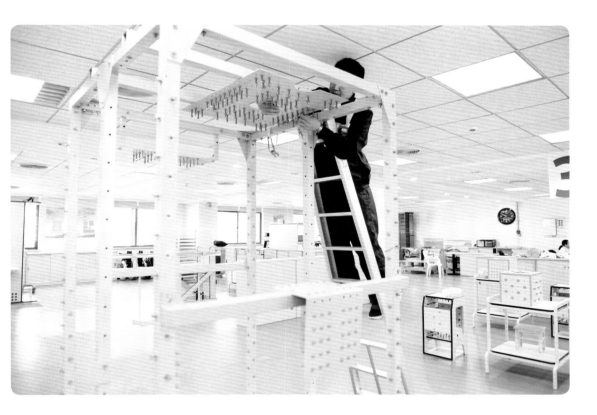

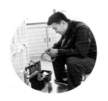

9. 折叠梯上工具组装高位方盒

训练涉及站立、攀、平衡控制、手指操作等工作相关体能。

准备工作

(1) 将折叠梯放在 E 面下。

(2) 检查折叠梯是否安全。

(3) 准备腰挎工具包。

(4) 携带两把十三号扳手。

(5) 头戴安全帽。

(6) 站立于折叠梯上。

任务流程

(1) 双手扶梯攀爬至 E 面下。

(2) 用工具卸下头顶上的方盒。

(3) 下梯。

(4) 将方盒放在旁边的矮柜上。

(5) 重复以上 (1)~(4) 流程,共卸下 5 个方盒。

(6) 在工作能力强化训练患者记录表上记录 1 次。

(7) 再将卸下的 5 个方盒组装至 E 面原处。

(8) 重复以上任务流程,上、下各 5 次为 1 个工作周期。

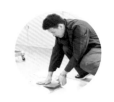

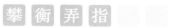
攀 衡 弄 指

训练要领

（1）该项训练任务旨在训练患者高空站立于梯子上工作的能力，可模拟室内装潢工人、物业维修人员工作的工序。

（2）踝关节、足部外伤患者长时间站立于窄梯上，可能使疼痛加重，故可训练患者站立于梯子上的耐力。

（3）该项训练任务存在一定的危险性，治疗师需评估患者是否具有足够的攀爬平衡能力，并且训练时需要工作人员监督。

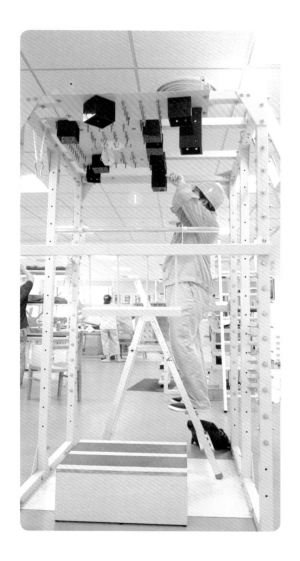

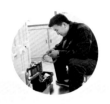

第8节　铲沙

　　该工作站模拟工人在工作中使用铁铲铲沙的工序，训练涉及上肢力量、下肢半蹲、站立、动态平衡、重心转移等工作相关体能。

适用人群

　　（1）上肢、手部创伤后力量不足的患者。

　　（2）下肢骨折、肌肉损伤及跟腱损伤所致下肢半蹲不足、站立耐受不足的患者。

　　（3）脊柱损伤后，躯干不同姿势适应不良的患者。

　　（4）需模拟训练铲沙的患者。

工作站主体、工具配件及消耗品

　　（1）三级铲沙木框（分别距地面47 cm、77 cm、107 cm）。

　　（2）铁铲1把。

　　（3）粗沙（无灰）若干。

　　（4）计时器1个。

　　（5）劳动手套2副。

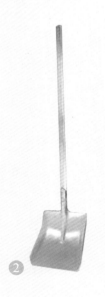

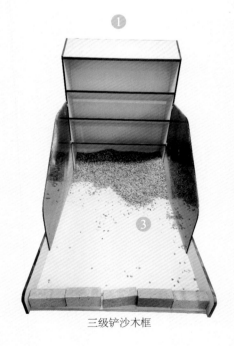

三级铲沙木框

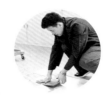

训练原则

患者在完成和胜任提举搬移训练任务后，才可进行铲沙工作站训练。

训练强度调整

(1) 训练时，为增加训练难度，可要求患者每次将沙子扬起至三级挡板。

(2) 治疗师根据患者能力设定铲沙重量。

注意事项

(1) 上肢、手指骨折患者应待骨折愈合良好后，方可参与该项训练任务。

(2) 下肢骨折患者至少应在能完全负重后，方可参与该项训练任务。

(3) 腰椎骨折患者需待骨折稳定后，方可参与该项训练任务。

(4) 参与该项训练的患者均应保持正确的工作姿势良好的工作行为。

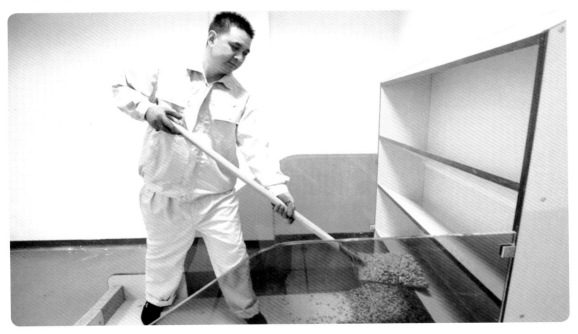

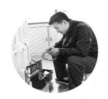

铲沙

训练涉及上肢力量、下肢半蹲、站立、动态平衡、重心转移等工作相关体能。

准备工作

(1) 检查铁锹是否安全。

(2) 设置计时器时间为 15 分钟。

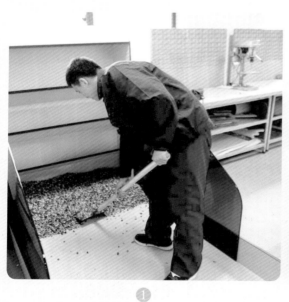

❶

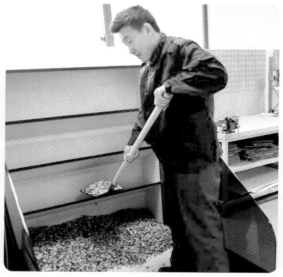

❷

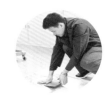

站 提 衡 跪 弄 ▢ ▢

任务流程

（1）双手抓起铁铲。

（2）铲沙扬起至一级横板。

（3）铲沙扬起至二级横板。

（4）铲沙扬起至三级横板。

（5）在工作能力强化训练患者记录表上记录 1 次。

（6）重复以上任务流程，15 分钟为 1 个工作周期。

训练要领

（1）对于体能较差的患者可先在地面水平翻沙，逐渐增加训练难度。

（2）初始训练时，建议患者患脚站在前方。

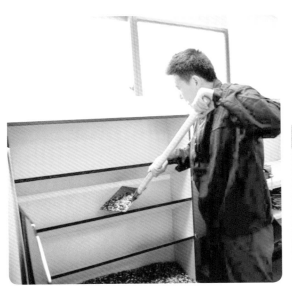

❸

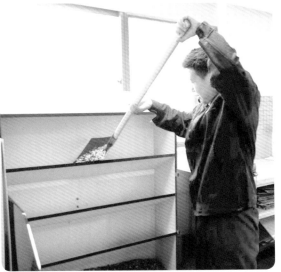

❹

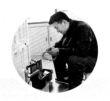

第9节　叠砖

该工作站用于加强上肢力量训练，模拟工人叠砖的工序。训练涉及站、蹲、重心转移等工作相关体能。

适用人群

（1）上肢、手部创伤后手指抓捏能力不足的患者。

（2）下肢骨折、肌肉损伤及跟腱损伤所致下肢下蹲深度不足、耐力不足的患者。

（3）需模拟训练铺砖的患者。

工作站主体

（1）砖车（长66 cm、宽45 cm、高75 cm）。

（2）砖头100块（3 kg）。

（3）二层桌子（高80 cm）。

（4）楼梯平台。

工具配件及消耗品

（1）计时器3个。

（2）劳动手套多副。

（3）头盔2个。

（4）小凳1个。

（5）训练记录表（详见附件工作能力强化训练治疗师和患者记录表）。

（6）签字笔多支。

训练原则

（1）患者具备足够握力提起砖头，方可参与该项训练任务。

（2）患者具备足够的蹲、站耐受力。

训练强度调整

训练的强度和难度可通过增加叠砖的数量、更换砖头摆放的方式和训练的姿势来调整。

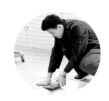

注意事项 ————————

（1）上肢、手指骨折患者应待骨折愈合良好后，方可参与该项训练任务。

（2）下肢骨折患者至少应待能完全负重后，方可参与该项训练任务。

（3）腰椎骨折患者应在骨折稳定后，方可参与该项训练任务。

（4）参与该项训练的患者均应保持正确的工作姿势与工作行为。

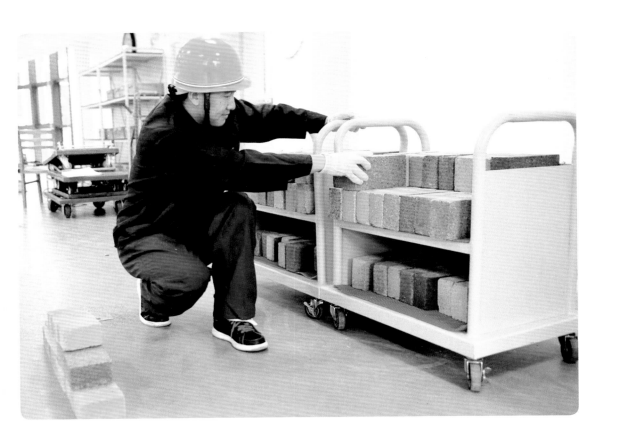

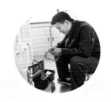

1. 蹲位叠砖

训练涉及蹲、抓握、重心转移等工作相关体能。

准备工作

(1) 佩戴劳动手套。

(2) 头戴安全帽。

(3) 准备记录表。

任务流程

(1) 蹲下。

(2) 从砖车上取出砖块，铺在地面上。

(3) 将6块砖自下而上叠成3-2-1为1个单元的阵式。

(4) 在工作能力强化训练患者记录表上

记录1次。

(5) 重复 (1)~(3) 步骤，完成10个单元为1个工作周期。

(6) 将训练用的砖头搬运放回砖车。

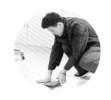

 跪 蹲 弄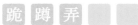

训练要领

（1）该项训练任务旨在训练患者蹲或跪的耐力。

（2）在参与该项训练任务之前，治疗师需评估患者是否有能力在蹲位或跪位完成此项任务。

（3）跪位时，可在膝下垫软垫。

（4）蹲位时，可单脚蹲下，也可双脚蹲下。

（5）若患手握力不足，可用健手辅助。

（6）不建议叠砖层数过高，有跌倒风险。

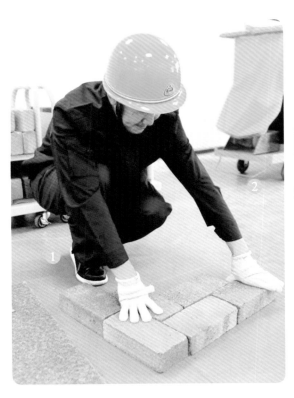

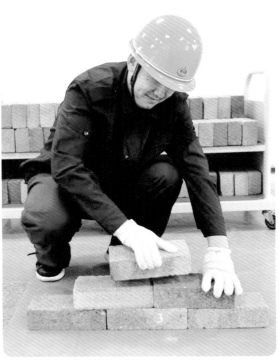

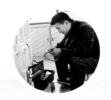

2. 双人抛砖

训练涉及站立、重心转移、提举等工作相关体能。

准备工作

(1) 佩戴劳动手套。

(2) 戴上头盔。

(3) 将砖块从楼梯平台旁运送至合适位置。

(4) 双人就位。

(5) 设置计时器时间为15分钟。

任务流程

(1) 立于地面者拿起一块砖块。

(2) 双手抛向立于楼梯平台者。

(3) 立于楼梯平台者接住抛来的砖块。

(4) 平放在平台上，5个为一排。

(5) 立于地面者在工作能力强化训练患者记录表上记录1次。

(6) 重复以上任务流程，15分钟为1个工作周期。

(7) 立于地面者和立于楼梯平台者训练一个工作周期互换位置1次。

训练要领

(1) 两人需密切沟通，确保安全。

(2) 训练初始，可使用小沙包来代替砖块训练。

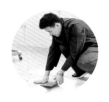

站 提 弄

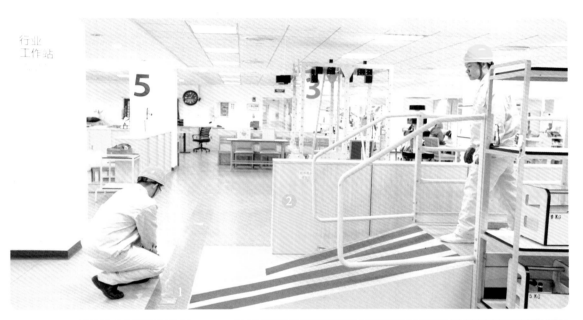

行业
工作站

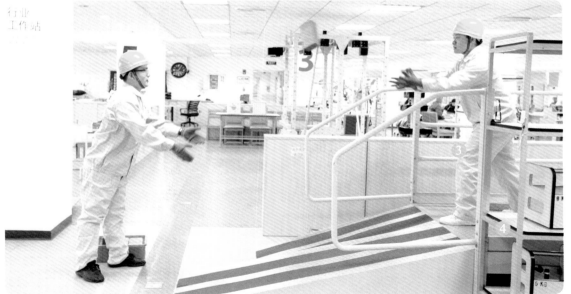

行业
工作站

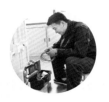

第10节 铺地板

该工作站模拟工人在蹲位铺地板的工序，训练涉及蹲、动态平衡、手指抓捏、重心转移等工作相关体能。

适用人群

(1) 上肢损伤后手指功能不足的患者。

(2) 下肢骨折、肌肉损伤及跟腱损伤所致下肢下蹲不足的患者。

(3) 脊柱损伤后，躯干不同姿势适应不良的患者。

(4) 需模拟铺砖的患者。

工作站主体及工具配件

(1) 多级金属框架（长 110 cm、宽 100 cm、高 160 cm）。

(2) 多个方铁盘。

(3) 瓷砖 1 批（有不同大小尺寸）。

(4) 木板 1 批（有不同大小尺寸）。

训练原则

患者在完成和胜任提举搬移任务 1 或立式组装任务 1 后，才可进行铺地板工作训练。

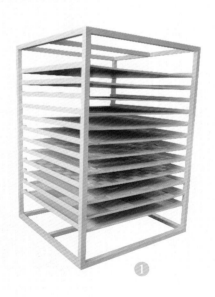

❶

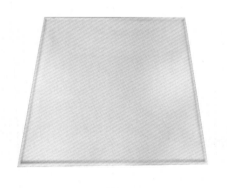

❷

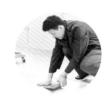

训练强度调整

可根据患者的能力，选择不同大小、重量、数量的瓷砖或木板进行训练。

注意事项

（1）上肢、手指骨折患者应待骨折愈合良好后，方可参与该项训练任务。

（2）下肢骨折患者至少应在能完全负重后，方可参与该项训练任务。

（3）腰椎骨折患者应待骨折稳定后方可参与该项训练任务。

（4）参与该项训练任务的患者均应保持正确的工作姿势。

（5）参与该项训练任务的患者均应保持良好的工作行为。

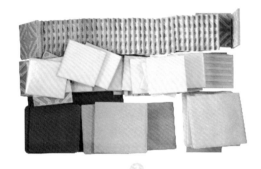

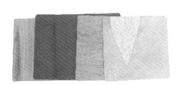

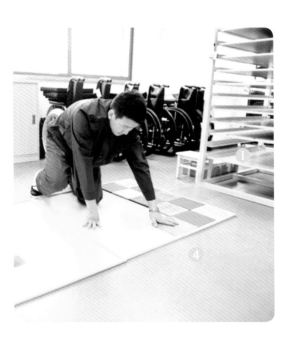

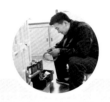

铺地板

训练涉及蹲、重心转移等工作相关体能。

准备工作

(1) 佩戴劳动手套。
(2) 站立于多级金属框架前。

任务流程

(1) 与他人一同将方铁盘从多级金属框架中取出，放在地面上。

(2) 下蹲，从方铁盘中取出瓷砖或木板，放在一旁地面上。

(3) 再将地面的瓷砖或木板铺回方铁盘中。

(4) 将完成后的方铁盘与他人一同放回到多级金属框架中。

(5) 在工作能力强化训练患者记录表上记录 1 次。

(6) 重复 (1)~(4) 步骤，为 1 个工作周期。

训练要领

(1) 当患者铺远离身体的瓷砖时，可采用双膝跪地，一手撑地，另一手操作，或更换体位，移到较近位置铺砖的方法。

(2) 可准备小凳放在一旁，供患者休息。

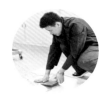

跪 蹲 弄 指

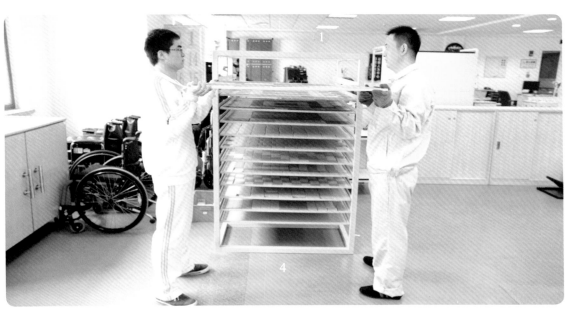

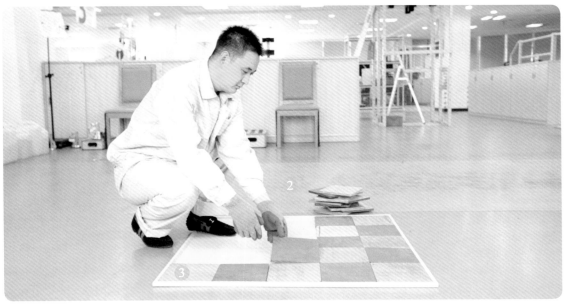

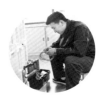

第11节　厨房

该工作站用于患者上肢、前臂、手腕力量的训练，可模拟厨房工作的相关工序，训练涉及站、动态平衡、上肢力量、手部抓握等工作相关体能。

适用人群

(1) 上肢力量不足的患者。

(2) 需要模拟厨房相关工序的患者。

工作站主体

(1) 厨房工作台（高 80 cm）。

(2) 灶台（高 64 cm）。

(3) 大炒锅 1 个。

(4) 小炒锅 1 个。

(5) 锅铲 2 把（大、小各 1 把）。

(6) 小石子若干。

(7) 小沙包（重 1 kg、1.5 kg、2 kg 各 3 个，共 9 个）。

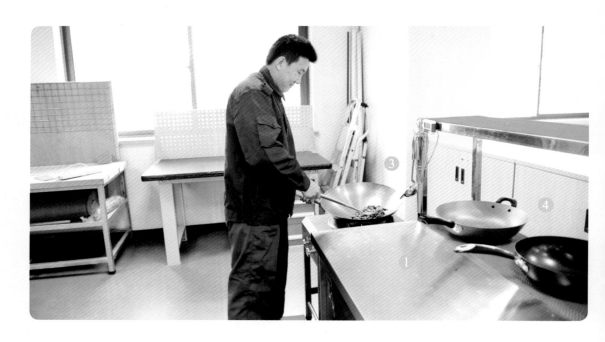

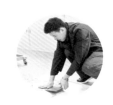

工具配件及消耗品

(1) 劳动手套多副。

(2) 蓝色胶箱 2 个。

(3) 计时器 1 个。

训练强度调整

可通过改变锅铲、铁锅的大小，小石子和沙包的重量来调节任务的强度。

注意事项

(1) 上肢肌腱、肌肉损伤修复患者至少应在手术后 8~12 周方可参与该项训练任务。

(2) 腰椎骨折患者应待骨折稳定后方可参与该项训练任务。

(3) 参与该项训练的患者均应保持良好的工作姿势。

(4) 参与该项训练的患者均应保持良好的工作行为。

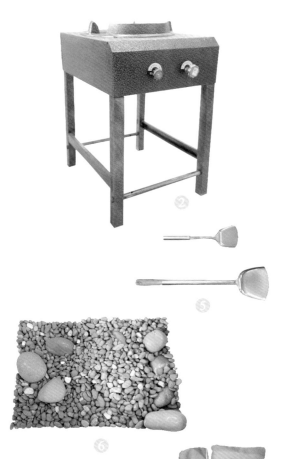

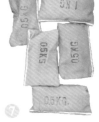

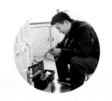

1. 炒锅中翻沙

训练涉及站立、手部抓握等工作相关体能。

准备工作

（1）准备小石子。

（2）准备铁锅铲。

（3）设置计时器时间为 15 分钟。

任务流程

（1）将小石子从蓝色胶箱铲到铁锅中。

（2）用铁锅铲翻炒小石子。

（3）重复以上任务流程，15 分钟为 1 个工作周期。

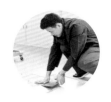

站 提 弄

训练要领

（1）该项训练任务适合训练前臂骨折、手腕骨折的患者，可训练前臂旋转、手腕控制的能力。

（2）前臂旋后患者在翻沙时，会往其中一个方向操作不足，可改变患者抓握方式进行训练。

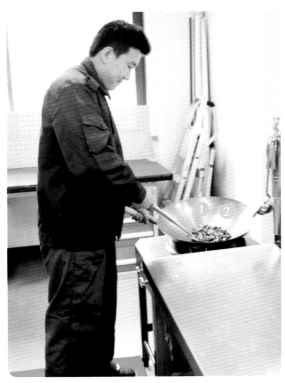

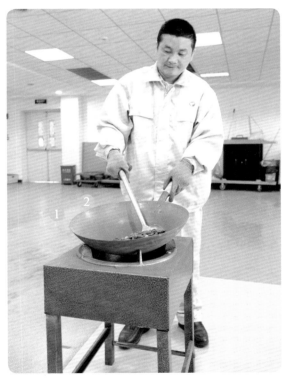

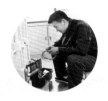

2. 单手炒锅掂小沙包

主要涉及站立与上肢力量等工作相关体能。

准备工作

(1) 准备铁锅。

(2) 准备小沙包。

(3) 设置计时器时间为 15 分钟。

任务流程

(1) 将小沙包放入锅中。

(2) 掂锅,并将小沙包抛起。

(3) 重复以上任务流程,15 分钟为 1 个工作周期。

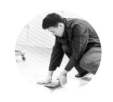

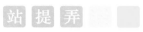

站 提 弄

训练要领

（1）该任务较本节任务 1 难，需较大臂力才可完成，故在参与该项训练任务前，治疗师需仔细评估患者的能力。

（2）可通过改变抛起沙包的高度来调整任务的难度。

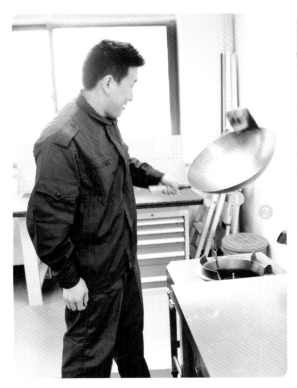

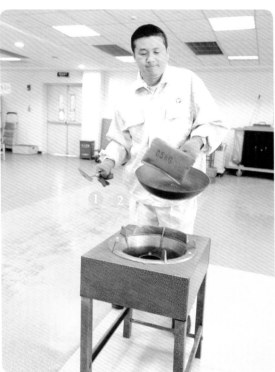

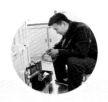

第12节 木工

该工作站模拟木工工作的部分工序，训练涉及上肢提举、上肢协调、下肢站立、重心转移等工作相关体能。

适用人群

(1) 上肢损伤后手指功能不足的患者。

(2) 下肢骨折、肌肉损伤及跟腱损伤所致下肢站立、适应不足的患者。

(3) 腰椎骨折后适应不足的患者。

(4) 需模拟训练木工部分工序的患者。

工作站主体

(1) 木工工作台（高80 cm），占地面积3 m×3 m。

(2) 台虎钳1个。

(3) 锯子1把。

(4) 羊角锤1把。

(5) 橡皮锤1把。

(6) 大沙包1个。

(7) 凿子3把（大、中、小号各1把）。

(8) 刨子1个。

(9) 木料（图略）。

工具配件及消耗品

(1) 包装泡沫垫。

(2) 计时器1个。

(3) 劳动手套多副。

(4) 训练记录表（详见附件工作能力强化训练治疗师和患者记录表）。

(5) 直尺1把。

(6) 签字笔多支。

训练原则

患手可掌握木工工具的，方可参与该项训练任务。

训练强度调整

训练强度通过完成任务的难度和质量来调整，如凿木精细、锯木准确等。

注意事项

(1) 下肢骨折患者至少应在能完全负重后，方可参与该项训练任务。

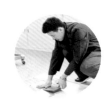

（2）腰椎骨折患者应待骨折稳定后，方可参与该项训练任务。

（3）该项训练任务具有一定危险性，训练时需要治疗师在场监管。

（4）参与该项训练任务的患者均应保持正确的工作姿势和工作行为。

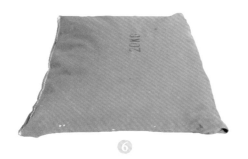

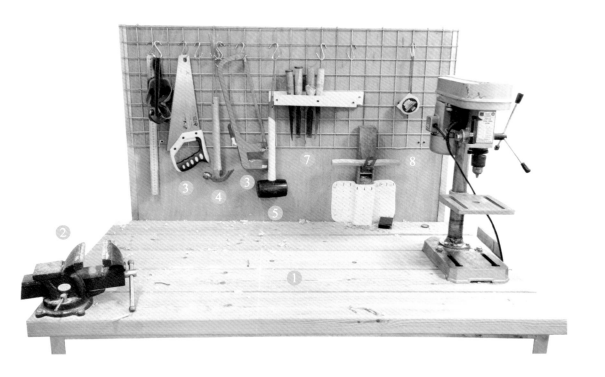

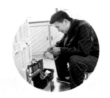

1. 敲打

训练涉及站立、重心转移等工作相关体能。

准备工作

(1) 佩戴劳动手套。

(2) 检查橡皮锤是否牢靠。

(3) 检查橡皮锤保护绳是否牢固。

(4) 检查泡沫垫是否完整。

(5) 患手握住橡皮锤。

(6) 设置计时器时间为 15 分钟。

任务流程

(1) 敲打 10 次。

(2) 在工作能力强化训练患者记录表上记录 1 次。

(3) 重复以上任务流程，15 分钟为 1 个工作周期。

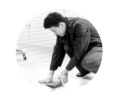

站弄 ▢ ▢

训练要领

（1）患侧的前臂、手腕在举起橡皮锤时应保持一定的控制力。

（2）敲打泡沫垫适用于上肢损伤患者，用来模拟使用锤子敲打和模仿屠夫砍肉的工序，要求患手具有掌握工具的能力。

（3）可通过改变敲打的幅度来调整任务的难度。

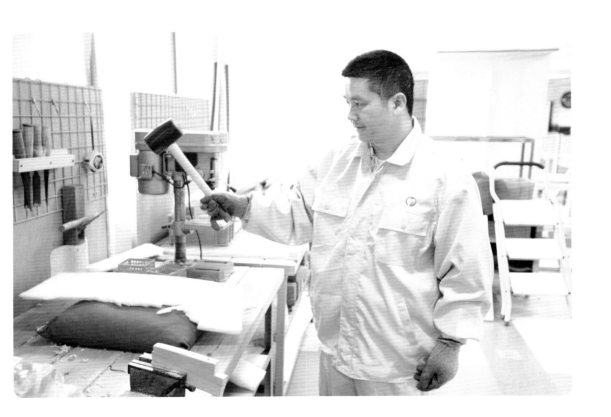

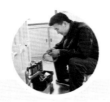

2. 锯木

训练涉及站立、重心转移、患手协调等工作相关体能。

准备工作

(1) 佩戴劳动手套。

(2) 检查台虎钳是否牢固。

(3) 检查锯子把手是否牢固。

(4) 将木料固定于台虎钳上。

(5) 设置计时器时间为 15 分钟。

任务流程

(1) 在木料上画一定距离的线条数条。

(2) 沿线条锯木。

(3) 在工作能力强化训练患者记录表上记录锯下的小木块数。

(4) 清扫工作台与地面木屑。

(5) 重复以上任务流程，15 分钟为 1 个工作周期。

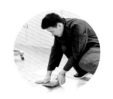

站弄

训练要领

该项训练任务具有一定危险性，对患手难以稳定且功能不足的患者慎用。

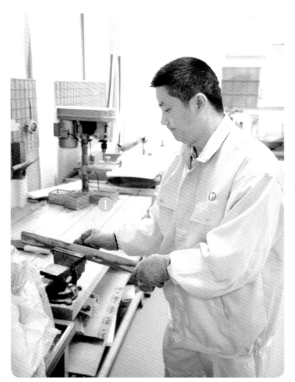

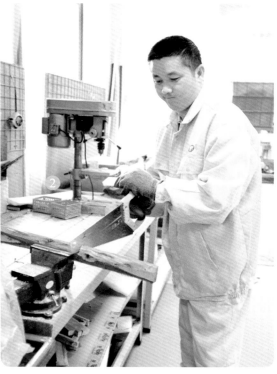

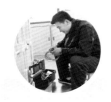

3. 凿木

训练涉及站立、手部提举、双手协调配合、手眼协调配合等工作相关体能。

准备工作

(1) 佩戴劳动手套。

(2) 检查台虎钳是否牢固。

(3) 检查橡皮锤是否牢靠。

(4) 检查橡皮锤保护绳是否牢固。

(5) 检查凿子把手是否牢固。

(6) 将木料固定于台虎钳上。

(7) 在木料上画出需凿孔的区域。

(8) 设置计时器时间为 15 分钟。

任务流程

(1) 在木料上画出需凿孔的区域。

(2) 用凿子和橡皮锤在凿孔区域内凿木。

(3) 在工作能力强化训练患者记录表上记录 1 次。

(4) 清扫工作台与地面木屑。

(5) 重复以上任务流程，15 分钟为 1 个工作周期。

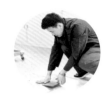

站 弄

训练要领

可通过凿孔的精准度来考核患者完成任务的质量。

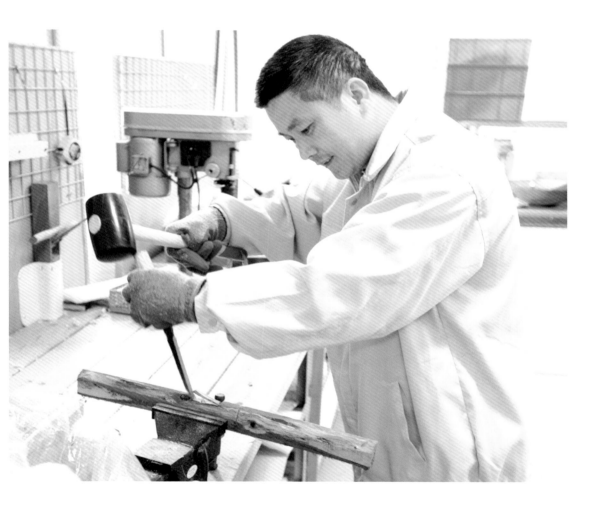

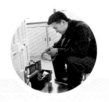

4. 刨木

训练涉及双上肢体能、下肢站立、平衡控制等工作相关体能。

准备工作

(1) 佩戴劳动手套。

(2) 检查台虎钳是否牢固。

(3) 检查刨子是否牢靠。

(4) 将木料固定于台虎钳上。

(5) 设置计时器时间为 15 分钟。

任务流程

(1) 固定木料。

(2) 刨木。

(3) 在工作能力强化训练患者记录表上记录刨木的个数。

(4) 清扫工作台与地面木屑。

(5) 重复以上任务流程，15 分钟为 1 个工作周期。

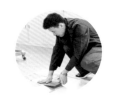

站 弄

训练要领

（1）可通过刨木的精准度和光滑度来考核患者完成任务的质量。

（2）通过该项训练任务，可强化患者双侧上肢肌力、重心转移能力，以及躯干平衡控制能力。

（3）该项训练任务可适用于上肢损伤后上肢力量不足的患者、躯干损伤后慢性疼痛适应不良的患者、下肢损伤后负重不足的患者。

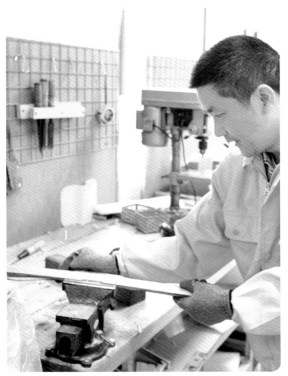

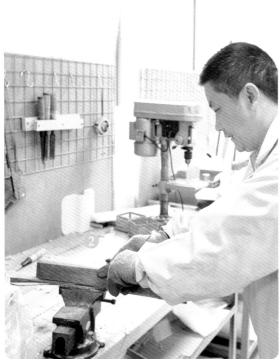

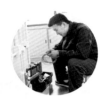

第13节 水管工

训练涉及手部操作、站、蹲、重心转移等工作相关体能。

适用人群

（1）上肢、手部创伤后上肢操作能力不足的患者。

（2）下肢骨折、肌肉损伤及跟腱损伤所致下肢站立、下蹲适应不足的患者。

（3）腰椎骨折后适应不足的患者。

（4）需模拟训练水管工工序的患者。

工作站主体及工具配件

（1）水管工训练墙（宽 120 cm、高 210 cm）。

（2）水管切割刀 1 把。

（3）洗脸水盆 1 座。

（4）水龙头及其配件 2 套。

（5）水管 1 批。

（6）活动扳手 2 把（图略）。

（7）计时器 1 个。

（8）图纸 5 张。

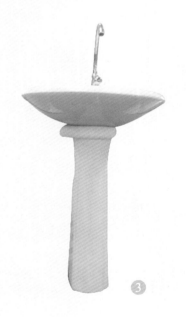

❸

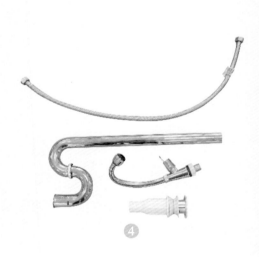

❹

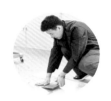

注意事项

（1）上肢肌腱、肌肉损伤修复患者至少应在手术 8~12 周后，方可参与该项训练任务。

（2）下肢骨折患者至少应在能完全负重后，方可参与该项训练任务。

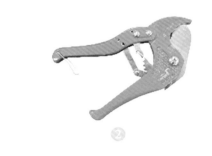

（3）腰椎骨折患者应待骨折稳定后，方可参与该项训练任务。

（4）该项训练任务具有一定危险性，训练时应有治疗师在场监管。

（5）参与该项训练的患者均应保持良好的工作姿势。

（6）参与该项训练的患者均应保持良好的工作行为。

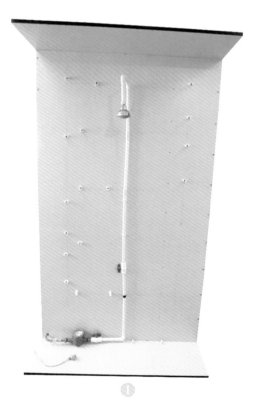

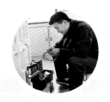

1. 按图组装水管

训练涉及站立、下蹲起立、平衡控制等工作相关体能。

准备工作 ————————————————————

(1) 准备图纸。

(2) 准备水管切割刀。

(3) 准备水管。

任务流程 ————————————————————

(1) 读图。

(2) 组装。

(3) 切割水管。

(4) 再组装。

(5) 检验是否正确。

(6) 在工作能力强化训练患者记录表上记录 1 次。

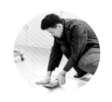

站 衡 蹲 弄 指

训练要领

（1）该项训练任务旨在训练患者转换姿势及躯干协调控制的能力。

（2）在该项训练任务中，患者需要安装上部水管、下部水管，故体位转换对于患者来说将是一种挑战。该项训练任务适用于下肢损伤后下蹲起立能力不足的患者，以及脊柱损伤后慢性疼痛适应不良的患者。

（3）该项训练任务也适用于手部损伤患者，通过参与该项训练任务，可培养患手使用能力，以及患手重新适应的能力。

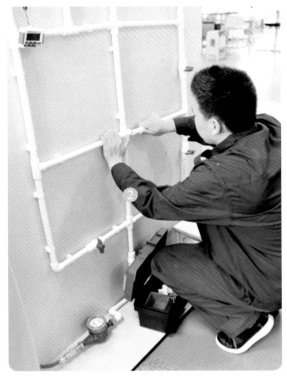

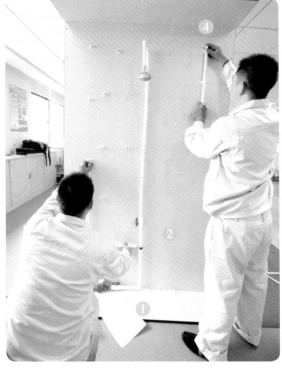

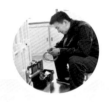

2. 更换水盆

训练涉及蹲位操作等工作相关体能。

准备工作

(1) 准备水盆、水龙头及其配件。

(2) 准备扳手。

任务流程

(1) 下蹲。

(2) 卸下水龙头。

(3) 重新组装新的水龙头。

(4) 检验是否正确。

(5) 在工作能力强化训练患者记录表上记录 1 次。

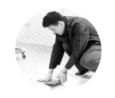

蹲弄指□□

训练要领

（1）该项训练任务旨在训练患者蹲位操作的能力。

（2）该项训练任务的手部操作常常在视觉遮蔽下完成，可适用于下肢损伤、脊柱损伤患者，以及手部损伤后手部感觉不良的患者。

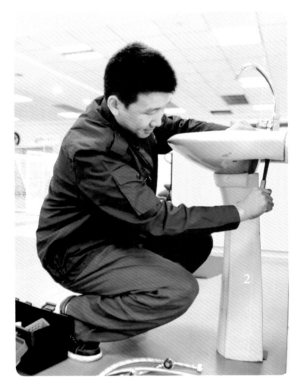

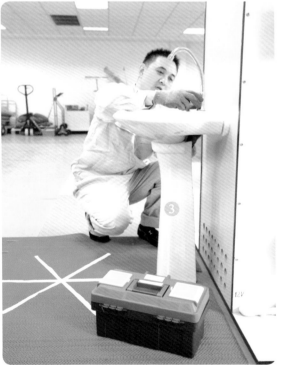

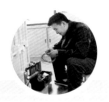

第14节 电工

该工作站模拟电工工作的部分工序，训练涉及手部操作、站、蹲、重心转移等工作相关体能。

适用人群

（1）上肢、手部创伤后上肢操作能力不足的患者。

（2）下肢骨折、肌肉损伤及跟腱损伤所致下肢站立、下蹲适应不足的患者。

（3）腰椎骨折后适应不足的患者。

（4）需模拟训练电工部分工序的患者。

工作站主体及工具配件

（1）电工训练墙（宽120 cm、高210 cm），占地面积2 m×3 m。

（2）十字螺丝刀1把。

（3）美工刀1把。

（4）剥线钳1把。

（5）尖嘴钳1把。

（6）图纸5张。

（7）折叠梯1把。

（8）电线1卷。

（9）胶布1卷。

（10）十字平头螺丝1盒。

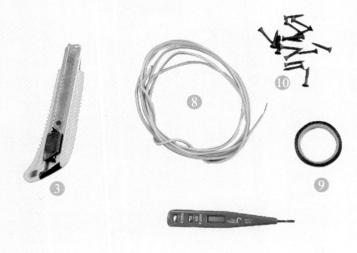

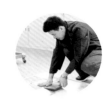

注意事项

（1）上肢肌腱、肌肉损伤修复患者至少应在手术 8~12 周后，方可参与该项训练任务。

（2）下肢骨折患者至少应在能完全负重后，方可参与该项训练任务。

（3）腰椎骨折患者应待骨折稳定后，方可参与该项训练任务。

（4）该项训练任务具有一定危险性，训练时需有治疗师在场监管。

（5）参与该项训练任务的患者均应保持良好的工作姿势。

（6）参与该项训练任务的患者均应保持良好的工作行为。

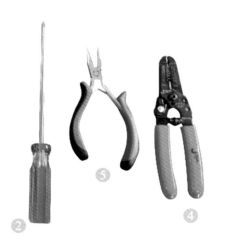

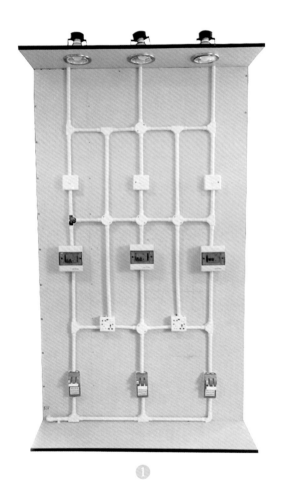

❶

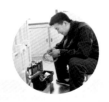

按图组装电路

训练涉及站立、下蹲起立、平衡控制等工作相关体能。

准备工作

(1) 准备图纸。

(2) 准备螺丝刀等工具。

(3) 准备电线。

(4) 准备折叠梯。

任务流程

(1) 读图。

(2) 组装电路。

(3) 检验是否正确。

(4) 在工作能力强化训练患者记录表上记录 1 次。

训练要领

(1) 该项任务需要改装上部电线及底部电线，旨在训练患者转换姿势、躯干协调控制的能力。

(2) 该项训练任务适用于下肢损伤后下蹲起立能力不足的患者，以及脊柱损伤后慢性疼痛适应不良的患者。

(3) 该项训练任务为电工工伤患者提供了较为真实的训练，对于非从事电工工作的患者，可以帮助其了解电工的基本知识，开拓就业范围。

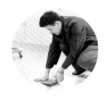

站 蹲 弄 指

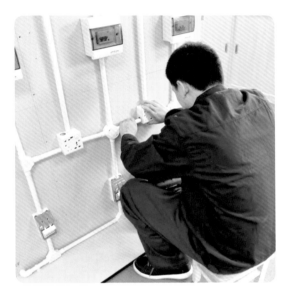

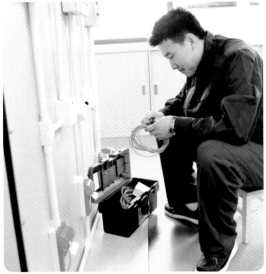

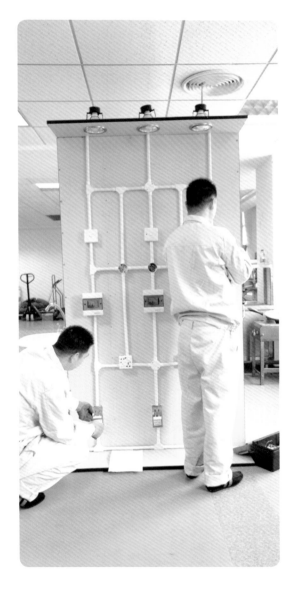

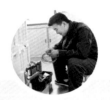

第15节　清洁卫生

　　该工作站模拟清洁工工作的部分工序，训练涉及手部操作、站、蹲、重心转移等工作相关体能。

适用人群

　　(1) 下肢骨折、肌肉损伤及跟腱损伤所致下肢站立、下蹲适应不良的患者。
　　(2) 腰椎骨折后适应不良的患者。
　　(3) 需模拟训练清洁工工序的患者。

工作站主体

　　(1) 多功能清洁车1辆。
　　(2) 扫帚2把。
　　(3) 拖把2把。
　　(4) 水桶2个。
　　(5) 玻璃清洁器2把。
　　(6) 垃圾桶1个。
　　(7) 抹布2块。

工具配件及消耗品

　　(1) 计时器3个。
　　(2) 橡胶手套1副。

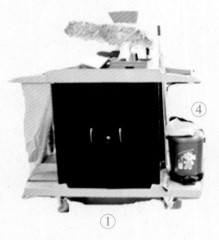

①

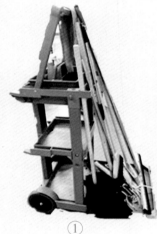

①

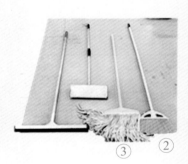

④

③　　②

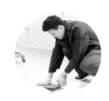

注意事项

（1）上肢肌腱、肌肉损伤修复患者至少应在手术 8~12 周后，方可参与该项训练任务。

（2）下肢骨折患者至少应在能完全负重后，方可参与该项训练任务。

（3）腰椎骨折患者应待骨折稳定后，方可参与该项训练任务。

（4）参与该项训练任务的患者均应保持良好的工作姿势。

（5）参与该项训练任务的患者均应保持良好的工作行为。

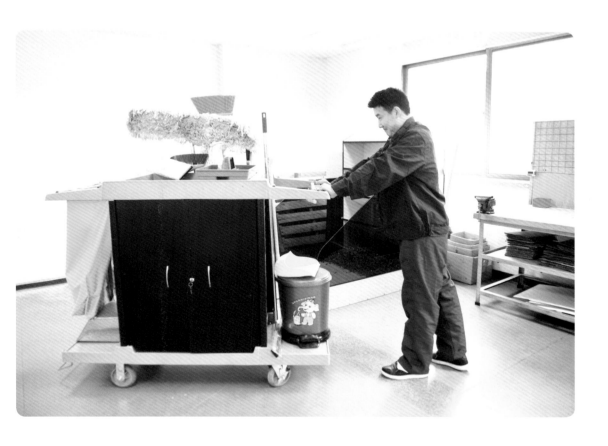

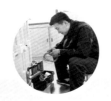

1. 地面清洁

训练涉及单手提举、弯腰、站立等工作相关体能。

准备工作

(1) 准备扫帚。

(2) 准备拖把。

(3) 准备水桶。

(4) 设置计时器时间为 15 分钟。

任务流程

(1) 将多功能清洁车推至指定区域。

(2) 清洁指定区域地面垃圾。

(3) 将垃圾运送至指定位置。

(4) 卫生间用水桶取水。

(5) 用拖把拖地。

(6) 每 15 分钟为 1 个工作周期。

(7) 在工作能力强化训练患者记录表上记录 1 次。

训练要领

该项任务可用于受伤后清洁工人进行复工前的适应性训练。在该项任务中，患者需尽可能独立完成所有步骤，以达到强化清洁卫生工作的能力。

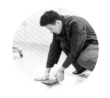

 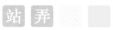
站弄

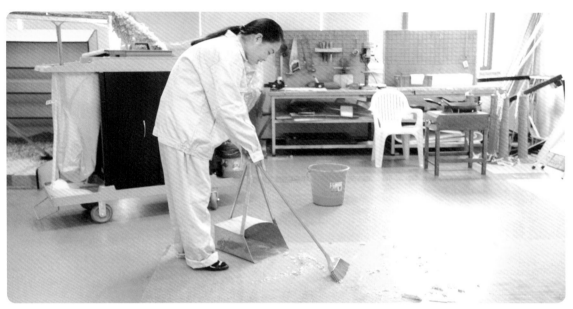

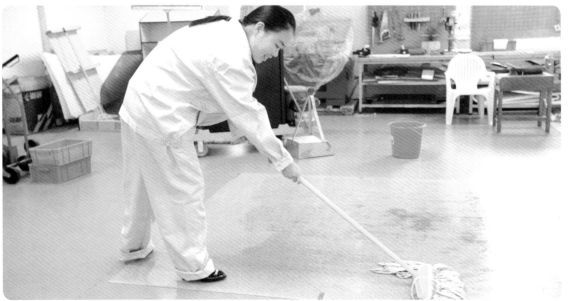

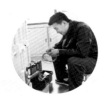

2. 玻璃清洁

训练涉及单手提举、弯腰、站立等工作相关体能。

准备工作

(1) 准备玻璃清洁器。

(2) 准备水桶。

(3) 准备抹布。

(4) 设置计时器时间为 15 分钟。

任务流程

(1) 在卫生间用水桶取水。

(2) 用玻璃清洁器清洁指定玻璃。

(3) 每 15 分钟为 1 个工作周期。

(4) 在工作能力强化训练患者记录表上记录 1 次。

训练要领

(1) 该项任务可用于受伤后清洁工人进行复工前的适应性训练。在该项任务中，患者需尽可能独立完成所有步骤，以达到强化清洁卫生工作的能力。

(2) 该项任务较地面清洁的难度更大，要求患者双手上举操作，因此患者的双上肢应具有较好的肌力与耐力。

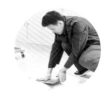

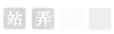站弄

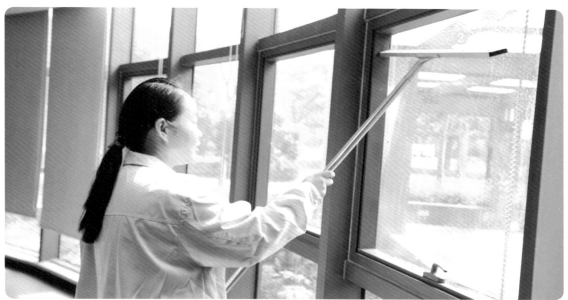

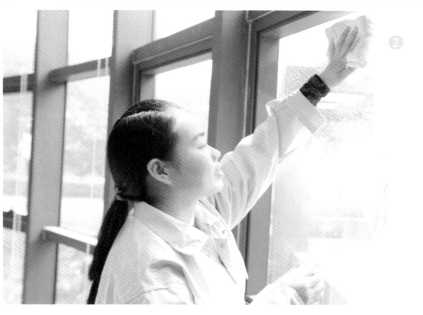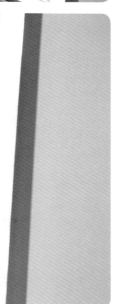

工作能力强化训练表格

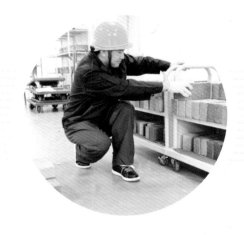

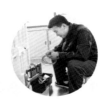

附录 1　职业康复调查表

一、一般情况

1. 婚姻：☐ 未婚　☐ 已婚　☐ 离异　☐ 丧偶

2. 家庭地址：＿＿＿＿＿＿＿＿目前住所地址：＿＿＿＿＿＿＿＿＿＿＿＿＿

3. 学历：☐ 不识字　☐ 小学　☐ 初中　☐ 高中或中专　☐ 大专　☐ 大学及以上

4. 主要技能：＿＿＿＿＿＿＿＿＿＿＿＿＿＿＿＿＿＿＿＿＿＿＿＿＿＿＿

5. 是否具备某种专业资格：☐ 否　☐ 是＿＿＿＿＿＿＿＿＿＿＿＿＿

6. 你工伤前的收入来源：＿＿＿＿＿＿＿＿＿＿＿＿＿＿＿＿＿＿＿＿＿

7. 你工伤前收入总额大概为：

　　☐ 没有收入　　　☐ 499 元 / 月及以下　　☐ 500~999 元 / 月　　☐ 1 000~1 499 元 / 月

　　☐ 1 500~1 999 元 / 月　☐ 2 000~3 499 元 / 月　☐ 3 500~4 999 元 / 月　☐ 5 000 元 / 月及以上

8. 工伤前你的收入是否为家庭主要收入：☐ 是　　☐ 否

9. 配偶工作：＿＿＿＿＿＿＿＿　收入：＿＿＿＿＿＿＿＿

10. 你目前的主要花费来源：

　　☐ 个人基本工资　☐ 个人储蓄　☐ 家人、亲友资助　☐ 失业补助金　☐ 其他＿＿＿＿＿＿

11. 需承担照顾责任：☐ 父母　☐ 子女　☐ 配偶　☐ 不需要

二、身体情况

	是	否	备注
1. 你的医生是否告诉你有心脏病？			
2. 你是否经常有胸口疼痛？			
3. 你是否经常感觉到头昏或突然晕倒？			
4. 你是否有高血压？			

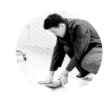

(续表)

	是	否	备注
5. 你的医生是否告诉你有关节病，如关节炎？			
6. 你的医生是否交代要避免某种运动？			
7. 你的年龄是否大于 65 岁？			

你的身高：_____cm

你的体重：_____kg

你的利手：□ 右手　□ 左手　□ 双手差不多

三、受伤相关情况

1. 本次受伤日期：_____最近手术日期：_____本次受伤部位及伤情：_____
_____

2. 本次受伤愈合情况（患者主观判断）：_____

3. 既往身体情况（体力，健康）：_____

4. 本次受伤对患者的主要影响（患者主观判断）：_____
_____

四、原工作相关情况

1. 公司名称：_____

2. 地址：_____联系人_____联系方式_____

3. 公司性质：□ 国有企业　□ 私营企业　□ 外资企业

4. 你每星期工作_____天_____小时

是否需要加班：□ 否　□ 是（□ 偶尔　□ 经常）

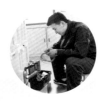

5. 简要描述工作工序：_____

6. 工作主要体能要求：_____

_____

7. 体力劳动分级：_____

体力劳动分级

频率和力量			
体力分级	偶尔	经常	始终
	0~1/3 天	1/3~2/3 天	2/3~1 天
坐位工作、极轻	5 kg	—	—
轻	10 kg	5 kg	—
中	10~25 kg	5~12.5 kg	5 kg
重	25~50 kg	12.5~25 kg	5~10 kg
超重	超过 50 kg	25~50 kg	10~25 kg

8. 工伤后你对重返工作的态度：
□ 完全没有期望　□ 没太大期望　□ 没意见 / 不知道　□ 有期望　□ 十分期望

9. 工伤后你家人对你重返工作的态度：
□ 完全没有期望　□ 没太大期望　□ 没意见 / 不知道　□ 有期望　□ 十分期望

10. 单位对你复工的态度：
□ 完全没有期望　□ 没太大期望　□ 没意见 / 不知道　□ 有期望　□ 十分期望
备注：_____

11. 将来最理想的工作的岗位：_____（工作岗位名称）

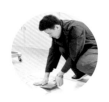

12. 工伤后有没有再工作?

  □ 没有,原因:□ 医疗期 □ 休病假 □ 害怕受伤 □ 交通问题

       □ 自己无法胜任 □ 雇主不再雇佣

       □ 与原单位关系差,不愿意再回原单位 □ 另有工作

       □ 其他_____

  □有,开始上班日期_____年_____月_____日

    工作场所:□ 原公司 □ 不同公司 □ 其他

    工作性质:□ 原岗位 □ 不同岗位 比以前 □ 轻 □ 重 □ 一样

    工资:□ 比工伤前低 □ 比工伤前高 □ 与工伤前一样

13. 你对将来的计划,态度:

_____

_____

_____

_____

_____

_____

_____

_____

_____

_____

_____

             作业治疗师:_____

             日期:_____

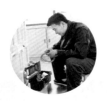

附录 2　体能评估记录表

测试项目		形式	单位	评估日期 / 作业治疗师		
				/	/	/
血压、心率		心跳	次 / 分			
		血压	收缩压 / 舒张压	/	/	/
1	提 （双手）	BTE（15 英寸）	kg/COV%	_____ / _____ %	_____ / _____ %	_____ / _____ %
		BTE（肘 90°）	kg/COV%	_____ / _____ %	_____ / _____ %	_____ / _____ %
		地面－腰	kg/障碍程度	___，无 / 轻 / 中 / 重 / 极重	___，无 / 轻 / 中 / 重 / 极重	___，无 / 轻 / 中 / 重 / 极重
		地面－肩	kg/障碍程度	___，无 / 轻 / 中 / 重 / 极重	___，无 / 轻 / 中 / 重 / 极重	___，无 / 轻 / 中 / 重 / 极重
	停止原因					
	搬抬耐力	1/2 提力，地 ↔ 凳 ↔ 中格	次 /15 分	次	次	次
			时间	分　　秒	分　　秒	分　　秒
2	携	BTE（右手）	kg/COV%	_____ / _____ %	_____ / _____ %	_____ / _____ %
		水桶（右手）	kg/ 障碍程度	___，无 / 轻 / 中 / 重 / 极重	___，无 / 轻 / 中 / 重 / 极重	___，无 / 轻 / 中 / 重 / 极重
		BTE（左手）	kg/COV%	_____ / _____ %	_____ / _____ %	_____ / _____ %
		水桶（左手）	kg/ 障碍程度	___，无 / 轻 / 中 / 重 / 极重	___，无 / 轻 / 中 / 重 / 极重	___，无 / 轻 / 中 / 重 / 极重
	停止原因					
	携耐力	1/2 携力，跑道 10 米	次 /15 分	次	次	次
			时间	分　　秒	分　　秒	分　　秒
3	推	BTE（双手）	kg/COV%	_____ / _____ %	_____ / _____ %	_____ / _____ %
		BTE（右手）	kg/COV%	_____ / _____ %	_____ / _____ %	_____ / _____ %
		BTE（左手）	kg/COV%	_____ / _____ %	_____ / _____ %	_____ / _____ %
	停止原因					

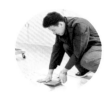

(续表)

测试项目		形式	单位	评估日期 / 作业治疗师		
				/	/	/
血压、心率		心跳	次 / 分			
		血压	收缩压 / 舒张压	/	/	/
4	拉	BTE（双手）	kg/COV%	＿＿＿ / ＿＿＿ %	＿＿＿ / ＿＿＿ %	＿＿＿ / ＿＿＿ %
		BTE（右手）	kg/COV%	＿＿＿ / ＿＿＿ %	＿＿＿ / ＿＿＿ %	＿＿＿ / ＿＿＿ %
		BTE（左手）	kg/COV%	＿＿＿ / ＿＿＿ %	＿＿＿ / ＿＿＿ %	＿＿＿ / ＿＿＿ %
		停止原因				
5	坐	≥60/45/30/15/<15 分 / 障碍		＿＿，无 / 轻 / 中 / 重 / 极重	＿＿，无 / 轻 / 中 / 重 / 极重	＿＿，无 / 轻 / 中 / 重 / 极重
6	单站（右）	站立时间		>1 分 ＿＿＿秒	>1 分 ＿＿＿秒	>1 分 ＿＿＿秒
	单站（左）	站立时间		>1 分 ＿＿＿秒	>1 分 ＿＿＿秒	>1 分 ＿＿＿秒
	站	≥60/45/30/15/<15 分 / 障碍		＿＿，无 / 轻 / 中 / 重 / 极重	＿＿，无 / 轻 / 中 / 重 / 极重	＿＿，无 / 轻 / 中 / 重 / 极重
	站耐力	训练方下站立拧螺丝 时间		分 秒	分 秒	分 秒
7	行	≥120/90/60/30/<30min / 障碍		＿＿，无 / 轻 / 中 / 重 / 极重	＿＿，无 / 轻 / 中 / 重 / 极重	＿＿，无 / 轻 / 中 / 重 / 极重
8	卧	>8 / 8 / 6/3/1 小时 / 障碍		＿＿，无 / 轻 / 中 / 重 / 极重	＿＿，无 / 轻 / 中 / 重 / 极重	＿＿，无 / 轻 / 中 / 重 / 极重
	攀	障碍程度		＿＿，无 / 轻 / 中 / 重 / 极重	＿＿，无 / 轻 / 中 / 重 / 极重	＿＿，无 / 轻 / 中 / 重 / 极重
9	攀梯耐力	攀梯（3级） 次 /15 分		次	次	次
		时间		分 秒	分 秒	分 秒
	楼梯耐力	楼梯（3级） 次 /15 分		次	次	次
		时间		分 秒	分 秒	分 秒
10	平衡	一字步行		＿＿，无 / 轻 / 中 / 重 / 极重	＿＿，无 / 轻 / 中 / 重 / 极重	＿＿，无 / 轻 / 中 / 重 / 极重

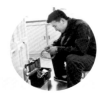

（续表）

测试项目		形式	单位	评估日期 / 作业治疗师		
				/	/	/
血压、心率		心跳	次 / 分			
		血压	收缩压 / 舒张压	/	/	/
11	弯腰	弯腰：手指 ↔ 地面 距离（cm）		___，无 / 轻 / 中 / 重 / 极重	___，无 / 轻 / 中 / 重 / 极重	___，无 / 轻 / 中 / 重 / 极重
12	跪	跪地面操作 障碍程度		___，无 / 轻 / 中 / 重 / 极重	___，无 / 轻 / 中 / 重 / 极重	___，无 / 轻 / 中 / 重 / 极重
13	蹲	障碍程度		___，无 / 轻 / 中 / 重 / 极重	___，无 / 轻 / 中 / 重 / 极重	___，无 / 轻 / 中 / 重 / 极重
	蹲耐力	耐力，操作地面组装 5 分 时间		分　秒	分　秒	分　秒
14	爬	地面爬行		___，无 / 轻 / 中 / 重 / 极重	___，无 / 轻 / 中 / 重 / 极重	___，无 / 轻 / 中 / 重 / 极重
15	伸手	障碍程度 主要障碍问题		无 / 轻 / 中 / 重 / 极重 _____	无 / 轻 / 中 / 重 / 极重 _____	无 / 轻 / 中 / 重 / 极重 _____
16	工具操作 评估 V1 分界值： 87.5%	P1	时间	分　秒	分　秒	分　秒
		P2	时间	分　秒	分　秒	分　秒
		P3	时间	分　秒	分　秒	分　秒
		P4	时间	分　秒	分　秒	分　秒
		P5	时间	分　秒	分　秒	分　秒
		拆	总时间	分　秒	分　秒	分　秒
		比率		611847	467883	423894
17	手指活动 评估 V4 分界值： 87.5%	右手	左底	时间	分　秒	分　秒	分　秒
			左顶	时间	分　秒	分　秒	分　秒
			左侧	时间	分　秒	分　秒	分　秒
			左前	时间	分　秒	分　秒	分　秒
		左手	右底	时间	分　秒	分　秒	分　秒
			右顶	时间	分　秒	分　秒	分　秒
			右侧	时间	分　秒	分　秒	分　秒
			右前	时间	分　秒	分　秒	分　秒
		拆	总时间	分　秒	分　秒	分　秒
		比率		150954	133615	127097

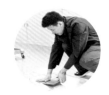

（续表）

测试项目	形式	单位	评估日期 / 作业治疗师		
			/	/	/
血压、心率	心跳	次 / 分			
	血压	收缩压 / 舒张压	/	/	/
18 触觉（手）	正确数 /10 障碍程度		_____/10	_____/10	_____/10
19 说话	语言表达能力		___，无 / 轻 / 中 / 重 / 极重	___，无 / 轻 / 中 / 重 / 极重	___，无 / 轻 / 中 / 重 / 极重
20 听力	听，理解能力		___，无 / 轻 / 中 / 重 / 极重	___，无 / 轻 / 中 / 重 / 极重	___，无 / 轻 / 中 / 重 / 极重
21 味觉	品尝味道能力		___，无 / 轻 / 中 / 重 / 极重	___，无 / 轻 / 中 / 重 / 极重	___，无 / 轻 / 中 / 重 / 极重
22 嗅觉	闻，分辨气味能力		___，无 / 轻 / 中 / 重 / 极重	___，无 / 轻 / 中 / 重 / 极重	___，无 / 轻 / 中 / 重 / 极重
23 近距视觉	辨别近物能力		___，无 / 轻 / 中 / 重 / 极重	___，无 / 轻 / 中 / 重 / 极重	___，无 / 轻 / 中 / 重 / 极重
24 远距视觉	辨别远物能力		___，无 / 轻 / 中 / 重 / 极重	___，无 / 轻 / 中 / 重 / 极重	___，无 / 轻 / 中 / 重 / 极重
25 深度知觉	辨别物体远近能力		___，无 / 轻 / 中 / 重 / 极重	___，无 / 轻 / 中 / 重 / 极重	___，无 / 轻 / 中 / 重 / 极重
26 视焦调节	远近调节能力		___，无 / 轻 / 中 / 重 / 极重	___，无 / 轻 / 中 / 重 / 极重	___，无 / 轻 / 中 / 重 / 极重
27 颜色分辨	辨别颜色能力		___，无 / 轻 / 中 / 重 / 极重	___，无 / 轻 / 中 / 重 / 极重	___，无 / 轻 / 中 / 重 / 极重
28 视野	视野范围		___，无 / 轻 / 中 / 重 / 极重	___，无 / 轻 / 中 / 重 / 极重	___，无 / 轻 / 中 / 重 / 极重

主动用力一致性测试：　　　　　　　COV% ：　　　　　　　COV% ：　　　　　　　COV% ：

总体耐力

可持续进行强化训练（含休息）时间：小时　　　不适用　　　　　　　小时　　　　　　　小时

注：表中加粗为耐力评估项目。

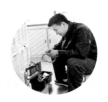

附录③ 工作需求评估表

工作分析种类： □非现场工作分析　　　□现场工作分析

工作性质：

行业：_____单位性质：_____

职位：_____岗位：_____

□原本岗位　　　□原本岗位（调节工序）　　　□新岗位

每天工作时数：_____收入：_____

薪水支付方式：□每月　□每天　□每周　□每小时　□计件工作

要求教育水平：□无要求　□小学　□初中　□高中　　□本科　□研究生以上

要求技能水平：□不需　□短期在职业培训　□短期正式职业培训（<3 个月）

　　　　　　　□特定资格证书：_____□其他：_____

主要职责：

1._____

2._____

3._____

主要受伤患处影响的工序及描述（含机械操作，工具使用，材料处理）：

工序及描述	械操，工具，材料	场地	时间	
1.			连续工作时间：	分钟
2.			连续工作时间：	分钟
3.			连续工作时间：	分钟
4.			连续工作时间：	分钟

工作环境：

_____

_____

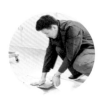

_____

_____

_____

_____

劳动强度：□ 极轻　　□ 轻　　□ 中　　□ 重　　□ 极重

_____

特殊工作环境：

_____

_____

单位态度：

_____

_____

共同的复工计划：

_____

_____

_____

_____

_____

_____

_____

作业治疗师签名：_____

日期：_____

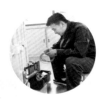

附录4 工作能力强化训练治疗师记录表

项目	日期	治疗师填写			项目	日期	治疗师填写		
		/	/	/			/	/	/
1. 由地面搬移胶盘至货架第二层		/	/	/	17. 推拉液压车		/	/	/
2. 由地面搬移胶盘至货架第三层					18. 推两轮手推货车		/	/	/
3. 由矮方桌搬移小木箱至货架第三层		/	/	/	19. 推六轮手推货车上下楼梯				
4. 由地面搬移小木箱，攀梯，放至货架第三层					20. 徒手组装大螺丝				
5. 双人由地面搬移大木箱至货架第二层		/	/	/	21. 徒手组装小螺丝				
6. 携带水桶平地行走		/	/	/	22. 平面工具组装				
7. 双手提中木箱平地行走		/	/	/	23. 立体工具组装				
8. 双手抱沙袋平地行走		/	/	/	24. 坐位扳手组装				
9. 携带水桶走楼梯及斜坡		/	/	/	25. 蹲或跪位扳手组装				
10. 双手提中木箱走楼梯及斜坡		/	/	/	26. 组装三层方盒				
11. 双手抱沙袋走楼梯及斜坡		/	/	/	27. 组装一、二层方盒				
12. 双手携带木板平地行走					28. 组装四层方盒				
13. 肩扛大沙包平地行走					29. 高位螺丝组装				
14. 负重平地行走		/	/	/	30. 双手提挂重物		/	/	/
15. 推模拟木车		/	/	/	31. 板后组装				
16. 推平板车		/	/	/	32. 站立螺丝组装				

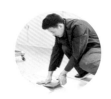

(续表)

项目	日期	治疗师填写 / / /	项目	日期	治疗师填写 / / /
33. 蹲或跪位螺丝组装		/ / /	48. 按图组装水管		
34. 仰卧位螺丝组装			49. 更换水盆		
35. 爬高梯运送小沙包至顶部平台			50. 按图组装电路		
36. 站立大梯组装顶部方盒			51. 地面清洁		
37. 折叠梯上用工具组装高位方盒			52. 玻璃清洁		
38. 铲沙			53. 搬圆桶		/ / /
39. 蹲位叠砖			54. 旋转、拧		
40. 双人抛砖			55. 推拉高杆		
41. 铺地板			56. 穿绳子		
42. 炒锅中翻沙			57. 运送小沙包		
43. 单手炒锅掂小沙包		/ / /	58. 桌面推拉		
44. 敲打			59. 哑铃提举		/ / /
45. 锯木			60. 坐位摆动铁饼		/ / /
46. 凿木			61.		
47. 刨木			62.		

作业治疗师签名：＿＿＿＿＿＿＿＿

日期：＿＿＿＿＿＿＿＿＿＿＿

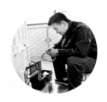

附录 5 　 # 工作能力强化训练
患者记录表

一、训练指示

　　1. 按要求完成训练。

　　2. 如果想做其他训练，需请示治疗师，获得许可后，方可实施。

　　3. 若在训练过程中感觉任何不适，请停止，并立刻通知作业治疗师。

二、训练内容

☐ 推木车　　　　☐ 推拉液压车　　　☐ 推红色手推车　　　　☐ 单手或双手提水桶

☐ 双手搬运胶箱（低，中，高）　　☐ 搬运圆形水桶上下楼梯　　☐ 单手提木箱上楼梯

☐ 上下楼梯　　　☐ 爬梯子

其他：＿＿＿

时间：＿＿＿

日期：	重量：		日期：	重量：

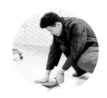

日期:　　　　重量:

日期:　　　　重量:

日期:　　　　重量:

日期:　　　　重量:

患者签名: ＿＿＿＿＿＿＿

日期: ＿＿＿＿＿＿＿＿

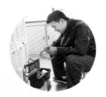

参考文献

[1] Schaafsma FG, Whelan K, van der Beek AJ, et al. Physical conditioning as part of a return to work strategy to reduce sickness absence for workers with back pain[J]. Cochrane Database Systematic Review, 2013, (8): Cd001822.

[2] Wyrick JM, Niemeyer LO, Ellexson M, et al. Occupational Therapy Work-Hardening Programs: A Demographic Study[J]. American Journal of Occupational Therapy, 1991, 45(2): 109-112.

[3] Matheson LN, Atheson LN, Ogden LD, et al. Work Hardening: Occupational Therapy in Industrial Rehabilitation[J]. American Journal of Occupational Therapy, 1985, 39(5): 314-321.

[4] Niemeyer LO, Jacobs K, Reynolds-Lynch K, et al. Work Hardening: Past, Present, and Future — The Work Programs Special Interest Section National Work-Hardening Outcome Study[J]. American Journal of Occupational Therapy, 1994, 48(4): 327-339.

[5] Waddell G, Burton AK, Kendall NS. Vocational rehabilitation–what works, for whom, and when? (Report for the Vocational Rehabilitation Task Group)[M]. The Stationery Office, 2008.

[6] King PM. Sourcebook of occupational rehabilitation[M]. Springer Science & Business Media, 2013.

[7] Escorpizo R, Brage S, Homa D, et al. Handbook of vocational rehabilitation and disability evaluation[M]. New York: Springer, 2014.

[8] Matheson L. Functional capacity evaluation[M]. Demeter S L, Andersson, G. Disability Evaluation. Chicago, IL: Mosby Yearbook, 2003.

[9] Oklahoma Physician Advisory Committee, Oklahoma Workers Compensation Court. Work Hardening / work Conditioning Treatment Guidelines [EB/OL. 2002]. (2002-01-01)[2016-11-03] http://www.owcc.state.ok.us/PDF/Work%20Hardening-Work%20Conditioning%20Guidelines.pdf

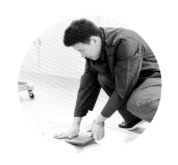

上海市养志康复医院简介

上海市养志康复医院（上海市阳光康复中心）是上海市残疾人联合会直属的事业单位，是上海首家公立康复医院、首家医疗和工伤保险康复定点机构。业务主要涉及医疗康复、职业康复、社会康复及教育康复。2007年揭牌成立。

医院配有 Lokomat Pro 全自动机器人步态训练与评定系统、NDI 三维步态测试训练系统、ISOMED 等速肌力测试训练系统等国际先进康复设备，引进了职业功能测试系统和职业康复训练标准化评估系统（BTE）等国际通用

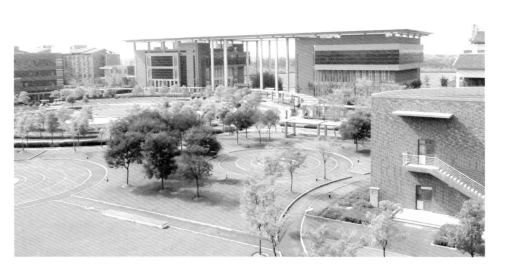

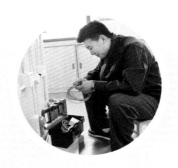

　　的职业康复评估和训练设备，建设了国内外一流的工作站设备。现有的 15 个工作站可模拟 60 余种非专业技术类工种，能对患者的工作能力进行全面评估，并进行体能强化训练。

　　医院核定床位 300 张，以神经、骨创、运动、儿童、脊髓损伤、颅脑损伤和职业社会康复等为特色。秉承"全面康复"的理念，实行"团队服务"工作模式，在康复早期介入、改善身心功能障碍、促进返岗再就业、重建生活技能和社会适应能力等领域具有雄厚实力。